CURAR LAS CONTRACTURAS
EJERCICIOS Y FILOSOFÍA DE VIDA

Alberto Marpez y Marisa Callegari

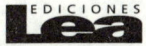

Curar las contracturas
es editado por
EDICIONES LEA S.A.
Av. Dorrego 330 C14214CJQ
Ciudad de Buenos Aires, Argentina.
E-mail: info@edicioneslea.com
Web: www.edicioneslea.com

ISBN 978-987-634-877-5

Queda hecho el depósito que establece la Ley 11.723.
Prohibida su reproducción total o parcial, así como
su almacenamiento electrónico o mecánico.
Todos los derechos reservados.
© 2013 Ediciones Lea S.A.

Impreso en Argentina. Segunda edición.
Esta edición se terminó de imprimir en
junio de 2013 en Arcángel Maggio-División libros.

Callegari, Marisa Melina
   Curar las contracturas : ejercicios y filosofía de vida / Marisa Melina Callegari y Alberto Marpez. - 2a ed. - Buenos Aires : Ediciones Lea, 2013.
   96 p. ; 23x15 cm. - (Vida plena; 1)

   ISBN 978-987-634-877-5

   1. Medicinas Alternativas. 2. Salud. I. Marpez, Alberto II. Título
   CDD 615.882

Sumario

INTRODUCCIÓN 5

Concepto y características generales de la Bioenergética 7
    Wilhelm Reich 7
    Los comienzos 8
    Pero… ¿qué es la Bioenergética? 9
    ¿Qué puede hacer la Bioenergética por usted? 10
    Otros desarrollos de la Bioenergética 11
    Algunas consideraciones que debemos tener en cuenta antes de realizar los ejercicios 12
    Ejercicio 1: Danza india 13
    Ejercicio 2: Balanceo del cuerpo 14
    Ejercicio 3: Sacudir los brazos 15

Bioenergética y salud
Curar las contracturas 17
    La energía 17
    Ejercicios para disolver las contracturas 21
    Serie de ejercicios de descarga 24
    Expresar la ira 27
    Ejercicio para liberar la tensión: Retorcer una toalla 30
    Ejercicios de energización 31
    Cómo sanar el cuerpo 32

Respiración bioenergética 35
    Emoción y energía 35
    Respiración circular 38
    Respiración de bienestar 40
    Respiración de alivio 40
    Respiración del bostezo 41
    Respiración para liberar el enojo 41
    Respiración alternada 42
    Respiración para liberar traumas, miedos y fobias 42

La espiritualidad del cuerpo 45
   La armonía total 45
   Armonía y espiritualidad 46
   Ai-Wa: amor y armonía 47
   Sexualidad y espiritualidad 48
   Ejercicio tántrico 49
   El amor y la fe 50
   Hei-Wa: pacificación del mundo 50
   Enraizamiento: conexión con la realidad 52
   Enraizamiento y equilibrio 54

Desequilibrios psicológicos y bioenergética 63
   Un poco de psicología 63
   La represión como mecanismo de defensa 65
   Ejercicios para liberar nuestra neurosis 66
   Ejercicios de voz 68

Caracterología bioenergética 71
   La coraza caracterológica 71
   Estructura del carácter esquizoide 73
   Estructura del carácter oral 75
   Estructura del carácter psicopático 77
   Estructura del carácter masoquista 79
   Estructura del carácter rígido 81
   Las estructuras de carácter y el cambio personal 82

Series bioenergéticas 85
   Ejercicios bioenergéticos para la vida cotidiana 85
   Serie para el estrés 86
   Serie para la angustia 90
   Serie para el enojo 93

PALABRAS FINALES 95

INTRODUCCIÓN

Hace unos años se decidió en el zoológico de una importante ciudad ampliar el hábitat del oso polar, que por su tamaño se veía bastante limitado.

Para poder hacer los trabajos correspondientes se ubicó al plantígrado en una pequeña jaula, justo en el centro de lo que era su espacio habitual.

Mientras tanto un batallón de obreros y especialistas iban dando forma a un hábitat más grande y con más comodidades.

El oso, para adaptarse a su ajustada jaula daba dos pasos a la derecha, volvía y luego daba dos pasos a la izquierda y empezaba su limitado recorrido de nuevo, una y otra vez.

Los trabajos de refacción, como suele ocurrir en estos casos, se retrasaron debido a varias razones burocráticas. El pobre oso se la pasó caminando de un lado al otro durante diez meses completos.

Finalmente las obras se dieron por terminadas. La inauguración del nuevo espacio se transformó en todo un acontecimiento al cual iban a asistir muchas personas y varias autoridades.

El montaje se armó de tal manera que cuando el director del zoológico presionara un botón, la jaula que contenía al oso sería elevada por un cable, liberando al animal en su remodelado hábitat.

El momento había llegado. Cientos de personas observaban el lugar con el oso metido en su minúscula jaula justo en el centro.

Se dio el anuncio oficial por los altoparlantes y con gran orgullo el director presionó el botón indicado. La jaula se alzó liberando al oso.

El mamífero miró alrededor y luego dio dos pasos a la derecha, volvió al centro, y luego dos pasos a la izquierda y comenzó otra vez su limitado recorrido…

Al igual que la jaula al oso, el estrés, las tensiones, los mandatos nos terminan limitando. Nuestro cuerpo, contracturado y tensionado se vuelve nuestra jaula que encierra nuestra energía vital y nuestros verdaderos anhelos. En definitiva, nos acostumbramos a nuestra propia prisión.

Afortunadamente hoy contamos con la Bioenergética, una concepción creada por el Dr. Wilhelm Reich y ampliada por su discípulo el Dr. Alexander Lowen, que nos permite liberar el inmenso potencial que duerme y agoniza en nuestro interior.

A través de ejercicios corporales, respiración profunda y automasaje podemos quitarnos de encima esta armadura de tensiones y reencontrarnos con nosotros mismos. Junto a ella nos quitaremos contracturas, adicciones, insomnio, malas posturas, desequilibrios emocionales, enfermedades psicosomáticas.

Este libro es un camino para explorar este territorio pleno de recompensas y alivio.

Los autores

Concepto y características generales de la Bioenergética

"La psiquis de una persona y su musculatura voluntaria son funcionalmente equivalentes".
Dr. Wilhelm Reich

Wilhelm Reich

Wilhelm Reich (1897-1957) fue uno de los pensadores más lúcidos y revolucionarios del siglo XX, al tiempo que maldito. Fue expulsado del los círculos comunistas y de la escuela psicoanalítica por lo radical de sus planteamientos, perseguido por los fascistas en Alemania y, finalmente, juzgado en Estados Unidos, donde fue considerado loco y lanzaron sus escritos a la hoguera. Su principal aportación fue la terapia que llamó "Bioenergética", concebida para liberar las tensiones de la coraza muscular, producto de los impulsos sexuales y las emociones reprimidas.

El Dr. Wilhelm Reich estaba contrariado. La terapia con su paciente no había avanzado demasiado durante los seis meses de trabajo que llevaban.

Se levantó de su silla y comenzó a caminar lentamente mirando por los cristales de la ventana mientras intentaba dirigir la charla terapéutica hacia los problemas del consultante por enésima vez.

Al dar unos pasos por detrás de él, vio cómo el cuello del Sr. Smith estaba tenso y contracturado, casi enrojecido.

Lo pensó unos momentos, ya que su formación psicoanalítica no le permitía hacer contacto físico con quien estaba tratando, sin embargo, siendo médico decidió obviar estas normas y aliviar esos tensionados músculos cervicales.

Comenzó a masajear primero de manera suave y luego más profunda la musculatura. El rostro del Sr. Smith mostró dolor y más tarde alivio, y al mismo tiempo se abrió totalmente a la terapia. En esa sola sesión el Dr. Reich avanzó más que en los seis meses anteriores.

Entusiasmado con este descubrimiento llevó esta información a la Asociación Psicoanalítica Internacional, de la cual era un eminente miembro.

La respuesta fue contundente: sus colegas lo expulsaron.

A partir de allí el Dr. Reich descubrió que la separación entre mente y cuerpo era una ilusión: el cuerpo no puede quedar fuera del trabajo terapéutico, ya que forma parte de la unidad indivisible que es un ser humano. En definitiva, somos una Unidad Cuerpo-Mente.

Ese fue el punto de partida de lo que hoy conocemos como Bioenergética, un enfoque que trata a las personas como un todo y donde el cuerpo es considerado el mejor espejo de nuestro interior.

Los comienzos

Esto fue a finales de los años treinta. Para tratar las tensiones corporales que iba hallando en sus pacientes, el Dr. Reich fue incorporando ejercicios de respiración profunda y movimientos suaves. En su estructura, la Bioenergética le daba literalmente "cuerpo" a los conceptos puramente intelectuales del psicoanálisis. Así, los traumas y bloqueos emocionales emergían como masas de músculos contracturadas que debían ser disueltas. El organismo entero proporcionaba un barómetro exacto de cómo iba evolucionando la terapia. La propia expresividad y vitalidad de las personas tratadas iban indicando su evolución.

La Bioenergética se elevaba por encima de las visiones tradicionales de la psicología y se transformaba, entonces, en una manera de apreciar al ser humano en su totalidad, más allá del mero concepto de "adaptación" a las normas sociales proclamado por el psicoanálisis.

La salud es considerada como una expresión de creatividad y placer por estar vivos, una etapa superadora, de evolución personal.

El Dr. Reich tuvo discípulos importantes que luego desarrollarían innovaciones increíbles en el campo de la terapia y la superación humana.

Uno de ellos fue el Dr. Frederick Perls, quien posteriormente daría nacimiento a la Terapia Gestalt revolucionando todo el ambiente de la psicología de la década del sesenta y dando inicio al Movimiento de Desarrollo del Potencial Humano.

Sin embargo, el alumno más aplicado y quien llevó adelante con más fidelidad los principios esbozados por Reich, fue sin lugar a dudas el Dr. Alexander Lowen, a quien le debemos la mayoría de las técnicas que aplicamos en la Bioenergética moderna.

Pero… ¿qué es la Bioenergética?

La bioenergía es ni más ni menos que la energía de la vida, nuestra potencia vital en acción, la energía madre que nos hace crear, sentir, expresarnos, movernos, en definitiva: ser.

En un niño podemos ver la expresión más concreta del ideal de la Bioenergética: necesita moverse, crear y expresar lo que siente.

Sin embargo, en el proceso de la socialización aprendemos a reprimir ciertos aspectos de nosotros mismos para amoldarnos a las exigencias de los demás. Dejamos de hacer y expresar nuestros sentimientos porque a nuestros padres no les gusta que lo hagamos, luego nos vamos amoldando a la visión que nos van dando nuestros maestros, sacerdotes, legisladores, familia, nación. El resultado final es que toda esa increíble potencia vital queda encerrada en una armadura de contracturas, la famosa "coraza muscular" o "coraza caracterológica". A fuerza de reprimir nos acostumbramos a llevar encima nuestras tensiones musculares de forma inconsciente y de esta manera también limitamos nuestra capacidad respiratoria, lo cual hunde aún más nuestra propia energía vital y nos rigidiza en forma creciente.

Los mandatos y exigencias, las represiones y traumas, las cicatrices de la vida se van estableciendo capa sobre capa sobre nuestro cuerpo, limitándolo, enfermándolo, deprimiéndolo, matándolo.

Nos olvidamos de vivir, a fuerza de durar.

Vivimos en piloto automático, rutina tras rutina, olvidándonos de nuestros sentimientos, de quiénes somos, de lo que realmente queremos. El "Yo debo" termina aplastando al "Yo quiero". Para escaparnos de eso buscamos adicciones, obsesiones, "chupetes tecnológicos", nos drogamos, tomamos ansiolíticos y tranquilizantes. O sea, cualquier cosa que nos evite estar frente a frente con nosotros mismos.

El maestro Gurdjieff decía que estamos tan robotizados que cuando tenemos problemas psicológicos en lugar de ir al psicólogo deberíamos ir al mecánico.

Deténgase un momento y mire a los demás. Mírese también usted. ¿Dónde quedó toda esa vitalidad, creatividad y energía que desplegaba cuando era un niño? Es sencillo, todavía está dentro suyo. Esperando. Esperándolo. Necesita sólo una señal, una decisión, una voluntad y todo ese manantial de vida surgirá de manera imparable.

Está allí, tapado por tanto mandato y contractura.

¿Está dispuesto a darle una oportunidad?

¿Está dispuesto a darse una oportunidad?

Bien, la Bioenergética puede darle las herramientas para llevar adelante esta aventura.

Es ni más ni menos que la posibilidad de reencontrarse con usted mismo, de ser lo que siempre quiso ser, de sentirse libre y elegir, y sentirse feliz de estar vivo. Con un cuerpo lleno de vitalidad, juventud y sin contracturas.

¿Lo está pensando? No pierda tiempo, ya esperó demasiado...

En cada capítulo de este libro iremos descubriendo juntos un nuevo camino hacia una nueva vida. Con el cuerpo como guía podremos lograr otra vez la unidad de todo nuestro ser y transformar todo lo que somos.

¿Qué puede hacer la Bioenergética por usted?

- Eliminar las tensiones y contracturas localizadas.

- Equilibrar lo emocional y psicológico desde el cuerpo.

- Potenciar al máximo la energía vital.

- Terminar con los problemas psicosomáticos.

- Remover el estrés de todo el organismo.

- Facilitar el reencuentro con nosotros mismos.

- Ayudarnos a ser más íntegros con nuestros deseos y sentimientos.

- Barrer las corazas que nos vuelven rígidos.

- Volver al cuerpo más elástico y flexible.

- Mejorar nuestra sexualidad en todos los aspectos.

- Cambiar los mandatos por decisiones personales conscientes.

- Centrarnos en el aquí y ahora.

Otros desarrollos de la Bioenergética

Tal como se habrá dado cuenta, la Bioenergética es un marco conceptual fenomenal que permite numerosos desarrollos. Además de los conceptos esbozados por el Dr. Alexander Lowen se encuentran los de otros destacados investigadores.

Entre ellos podríamos nombrar al Dr. John Pierrakos, que trabajó junto a Lowen en las primeras etapas de investigación en este campo. A las ideas centrales, él le adicionó las concepciones orientales de centros de energía (chakras) que ya estaban insinuadas en los primeros trabajos de Reich y además un trasfondo espiritual y metafísico, llamando a su escuela "Bioenergética Esencial" (Core Bioenergetics).

Stanley Kellerman, por otra parte, dirigió sus investigaciones hacia el potencial liberador del arte, combinándolo con las ideas centrales de la Bioenergética.

Finalmente, no podemos dejar de nombrar al Dr. David Boadella que integra varios de los caminos anteriores creando la Biosíntesis, una verdadera integración de métodos bioenergéticos.

Mucho bla-bla, pero...

Sí, tiene razón. Es hora de poner el cuerpo.

A continuación detallaremos algunos ejercicios de Bioenergética para que se vaya despertando todo el potencial vital del cual ya hemos hablado.

Algunas consideraciones que debemos tener en cuenta antes de realizar los ejercicios

- Mantener el cuerpo relajado durante la realización de los ejercicios a menos que se indique lo contrario.

- Trabajar con una respiración relajada y profunda.

- Dejar fluir las sensaciones y sentimientos.

- Ser conscientes del cuerpo y sus reacciones.

- Mentalizar el cuerpo, corporizar la mente.

Ejercicio 1: Danza india

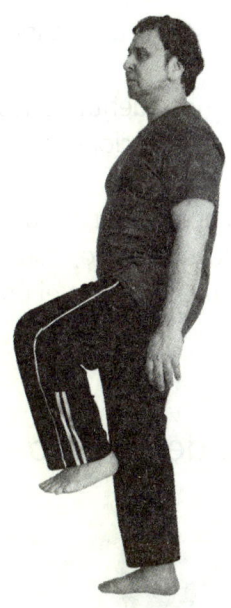

Pasos:

- Comenzamos de pie con las piernas separadas naturalmente, los hombros relajados y el cuerpo alineado.

- Flexionamos las rodillas, apoyando las plantas de los pies en forma plena en el suelo.

- Realizamos una respiración suave y profunda: inhalamos por la nariz, nos relajamos profundamente en la exhalación, ya sea por nariz o boca.

- Empezamos a golpear el suelo con las plantas de los pies bien relajadas, al principio de manera suave y luego incrementando la intensidad, permitiendo que el cuerpo busque su propio ritmo.

- Sentir cómo el golpeteo de las plantas de los pies llega hasta la coronilla.

- Es muy adecuado realizar esta práctica utilizando ritmos de percusión de fondo.

- Practicamos la técnica durante 5 a 10 minutos.

- Al terminar, debemos darnos cuenta de los cambios que produjo el ejercicio en el cuerpo, las emociones y la mente.

Es normal durante la práctica comenzar a sentir vibración, hormigueo o pulsaciones en todo el cuerpo, esto nos está indicando la movilización de la energía vital, iniciando el proceso de disolución de tensiones y contracturas.

Ejercicio 2: Balanceo del cuerpo

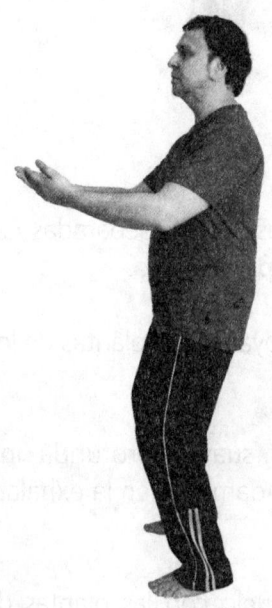

- Repetimos los tres primeros pasos del ejercicio anterior.

- Ubicamos los brazos hacia delante a la altura de los hombros aproximadamente, de manera relajada.

- Balanceamos el cuerpo hacia atrás y adelante con movimientos pendulares de los brazos que irán con una intensidad progresiva.

- Así paulatinamente vamos aumentando la velocidad en los movimientos de los brazos.

- Practicamos el ejercicio de 5 a 10 minutos aproximadamente.

- Con esta práctica se intensifican las sensaciones de hormigueo y vibración en el cuerpo.

Ejercicio 3: Sacudir los brazos

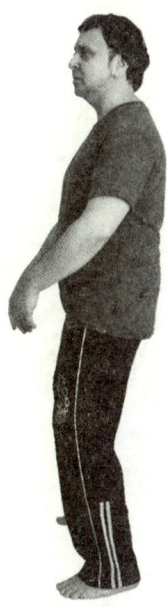

- Repetimos los tres primeros pasos del ejercicio anterior.

- Con la columna bien alineada, los hombros relajados y los brazos colgando hacia los costados naturalmente, comenzamos a sacudir éstos en todas las direcciones.

- Flexionamos las piernas y permitimos que el cuerpo se incline hacia adelante, al mismo tiempo que seguimos sacudiendo los brazos.

- Volvemos al punto de partida y repetimos varias veces el ejercicio.

El objetivo de esta técnica es comenzar a descargar las emociones reprimidas.

Bioenergética y salud
Curar las contracturas

La energía

Tal como nos dice la física cuántica, el universo completo es pura energía, por lo tanto nuestro cuerpo también lo es. Estamos conectados a todo lo que existe, como las gotas del océano están conectadas en el gigantesco mar, siendo parte de esa inmensidad. Lo sorprendente de este concepto es que nuestra consciencia es la que marca la diferencia entre vivenciar este infinito de energía o no. Pero, es aún más notable que nuestra mente juegue todo el tiempo creando la ilusión de separación, haciéndonos creer que vivimos en un cosmos de entidades divididas y aisladas entre sí.

Y un buen ejemplo de esto es la partición que hacemos en Occidente entre mente y cuerpo.

Sin embargo, nuestro organismo no es ni más ni menos que un campo de energía coherente, pero también fluctuante, que es afectado por nuestros pensamientos, emociones y sentimientos, tanto del pasado como de nuestro presente.

Cada uno de nosotros es un sistema de energía. Esta energía fluye a través de nuestro cuerpo y es direccionada por nuestra consciencia, está en movimiento constante y en una persona sana circula armoniosamente y sin bloqueos.

Todo lo contrario sucede en una persona enferma, que tendrá sin dudas uno o varios estancamientos de bioenergía, que estarán asociados a contracturas, tensiones y rigidez en su cuerpo. Ésta es una sinfonía de frecuencias que guarda la memoria de nuestra propia historia, imprimiendo a todas y a cada una de las células con información energética, algo conocido como "memoria celular".

A su vez, esto da origen a una combinación bioenergética única, a la que llamamos "ego", con las características emocionales, psicológicas y físicas que nos definen como persona.

Enfocándonos específicamente en el concepto de salud podemos aquí nombrar las teorías del Dr. Ryke Geerd Hamer sobre la génesis de las enfermedades, cuyo punto central nos dice que toda enfermedad surge de un choque conflictual y dramático vivido en aislamiento que afecta simultáneamente tres niveles: lo psíquico, lo cerebral y, finalmente, lo orgánico. En pocas palabras, sin estrés negativo no hay enfermedad.

Coincide esta idea con la visión del Dr. Deepak Chopra, que afirma que el estrés es el principal factor de entropía en el ser humano, o sea que desarmoniza y desequilibra nuestro campo energético acelerando los procesos de envejecimiento y abriendo las posibilidades a todo tipo de enfermedades.

Otro aporte interesante en este sentido es el del Dr. Carl Simonton, un eminente oncólogo reconocido internacionalmente por sus exitosos tratamientos que combinan lo convencional con las terapias alternativas.

En sus inicios en la medicina le llamaron mucho la atención los casos de ciertos pacientes de cáncer que, a pesar de tener un diagnóstico de probabilidad de supervivencia muy limitado, terminaron teniendo una sobrevida notable, más allá de toda lógica. Incluso en muchos casos, la enfermedad remitía (o sea, desaparecía) inexplicablemente.

Como consecuencia de esto inició una investigación exhaustiva tratando de determinar cuáles eran los elementos que permitían a estos pacientes obtener semejantes logros.

Y encontró la respuesta.

El factor en común eran sus creencias.

En todos los casos, había dos firmemente instaladas en sus mentes: la primera era "no puedo morirme ahora", en la mayoría de los casos vinculada a factores personales como por ejemplo: "no puedo morirme sin ver crecer a mis hijos", "no puedo morirme y dejar sin apoyo a mi familia", etc.

La segunda era la férrea convicción del control sobre el curso de su enfermedad. La posibilidad cierta de manejar el desarrollo de su dolencia y, en muchos casos, de anularla.

Sintetizando las ideas fundamentales de estos tres médicos podríamos subrayar la importancia que le dan al estrés y sus consecuencias devastadoras.

El Dr. Carl Simonton resalta de manera contundente cómo nuestras creencias y, por lo tanto, nuestras actitudes mentales y emocionales afectan de manera directa e indiscutible el campo de energía que llamamos cuerpo.

Todo lo anterior no hace más que confirmar lo que habíamos esbozado en capítulos anteriores.

El concepto central de la Bioenergética es que el cuerpo es el mejor espejo de nuestro interior. Por lo tanto, los conflictos internos se reflejan en nuestra musculatura. Las contracturas son bloqueos en el libre flujo de nuestra energía vital, y si no son eliminadas terminan transformándose en enfermedades. Por su parte, las emociones son indicadores exactos del flujo de nuestra energía vital.

Tal como explicamos, la Bioenergía busca expandirse y contactarse con el "aquí" y "ahora" en un flujo constante de ida y vuelta, tejiendo este sendero que llamamos "vida".

Toda expansión de Bioenergía se traduce para nosotros en emociones positivas.

Deténgase unos minutos. Traiga a su mente el recuerdo de una situación agradable. Vivencie en su cuerpo cómo se sentía. El placer, la felicidad, la alegría, son siempre expansivas ya que son una expresión directa de nuestra vitalidad.

A la inversa, toda emoción negativa es contractiva. Cuando estamos tristes, enojados o angustiados, nos contraemos.

Si los estados contractivos se repiten una y otra vez, finalmente se terminará creando una "coraza" muscular y el resultado final será una disminución de nuestra energía vital. Es por eso que el adulto se transforma en una contracara del niño que alguna vez fue.

Nos gustaba crear, necesitábamos movernos y nos expresábamos sin reprimirnos. Al crecer, los mandatos y nuestra historia personal de represiones fueron moldeando una armadura de tensiones, la coraza muscular o "caracterológica". Y ahora, el precio que pagamos es que nos cuesta movernos y entrar en acción, nuestra creatividad está limitada y ya casi no nos expresamos con integridad, sino que filtramos las emociones que mostramos. El precio final a pagar puede ser nuestra propia vida...

Este mecanismo vital de contracción y expansión inherente a la vida misma, puede encontrarse aún en los seres unicelulares, por ejemplo, en una ameba. Si la ubicamos en un medio ambiente adecuado a su desarrollo veremos que se expande y se mueve para buscar su alimento. Si la sometemos a una corriente eléctrica se contraerá en respuesta defensiva. Luego de un tiempo, volverá a moverse. Si le aplicamos una nueva descarga, volverá a contraerse, pero esta vez tardará mucho más en salir de ese estado. Finalmente, si repetimos el procedimiento varias veces se enquistará hasta morir. Lo mismo nos pasa a los seres humanos. Estamos regidos por las mismas leyes que rigen a todos los seres vivos, no somos la excepción. Cada vez que reprimimos nuestra bioenergía nos tensamos muscularmente. Si la coraza se establece, esta energía vital fluye hacia adentro como consecuencia del "efecto contractivo". El resultado es la tendencia hacia las emociones negativas y la "angustia", palabra que deriva de "angosto", de "angostarse". La angustia o vacío existencial es uno de los temas más importantes tanto en psicología como en filosofía, la diferencia es que en Bioenergética deja de ser un concepto meramente intelectual para transformarse en algo concreto, algo que palpamos, es decir las tensiones musculares en nuestro cuerpo.

La Bioenergía, en lo que se refiere a nuestro organismo se expresa como "corriente nerviosa". O sea, como consecuencia del efecto contractivo una gran cantidad de energía nerviosa se vuelca a nuestro sistema provocando un desequilibrio. Por ejemplo, puede sobreestimular el centro de regulación de la presión arterial y el resultado será la hipertensión. Si nos "pega" en los intestinos tendremos colon irritable; en los pulmones, espasmos bronquiales y así sucesivamente. Este es el origen concreto de todas las enfermedades psicosomáticas. La Bioenergética nos permite ver el panorama completo de cómo nuestros pensamientos y emociones terminan afectando el funcionamiento de nuestro organismo.

Pasando de la teoría a la práctica, proponemos a continuación algunos ejercicios de Bioenergética que nos ayudarán a disolver nuestras corazas y a potenciar nuestra energía vital.

Ejercicios para disolver las contracturas

Automasajes en la cabeza y el cuello

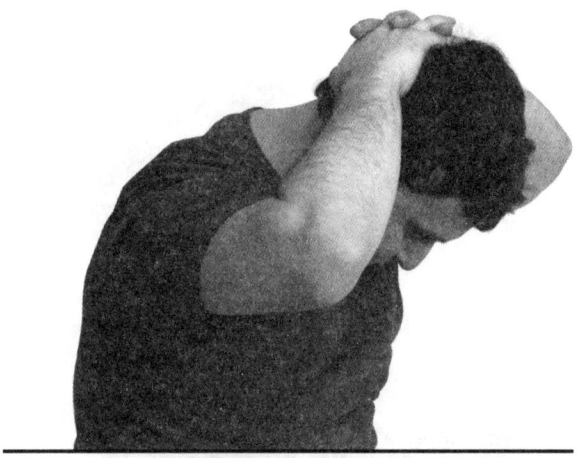

Estos ejercicios bioenergéticos están diseñados para liberar las tensiones del cuello y la cabeza. Es recomendable que durante la práctica se cierren los ojos y se trabaje con una respiración suave, tranquila y profunda, llevando la conciencia corporal a la zona del cuerpo que estamos trabajando.

Ejercicio 1: Estiramiento de la cabeza

Pasos:

- Nos ubicamos de pie con las piernas separadas a la altura de los hombros.

- Entrelazamos las manos y las colocamos en la parte de atrás de la cabeza.

- Presionamos hacia abajo con las manos, permitiendo que la cabeza se afloje con la presión que estamos realizando.

- Las rodillas deben estar ligeramente dobladas y la espalda no debe estar cayéndose hacia delante.

- Realizar el automasaje de 3 a 5 minutos.

Ejercicio 2: Estiramiento de los músculos del cuello

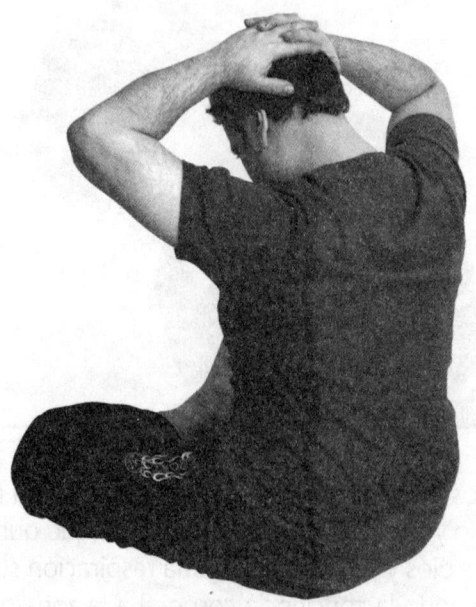

Pasos:

- Este ejercicio se realiza de la misma manera que el anterior con la diferencia de que estaremos sentados, relajando toda la zona lumbar.

- Colocamos las manos entrelazadas sobre la parte de atrás de la cabeza.

- Comenzamos a empujar la cabeza hacia delante con una suave presión para sentir el estiramiento extendiéndose por la parte baja de la espalda.

- Luego colocamos los pulgares sobre los músculos del cuello y masajeamos suavemente. Abarcamos toda la base del cráneo.

Automasaje con pelotas

Pasos:

- Colocamos en el piso una manta o colchoneta para recostarnos cómodamente.

- Sacudimos intensamente todo el cuerpo para descargar tensiones.

- Comenzamos a trabajar con una respiración suave, tranquila y profunda: inhalamos por la nariz, nos relajamos completamente en la exhalación.

- Enfocamos nuestra consciencia en el cuerpo, tratando de localizar las zonas contracturadas.

- Una vez que sabemos dónde están, comenzamos ubicando una pelotita justo debajo de la zona, entre la colchoneta y nuestro cuerpo.

- Continuamos unos minutos más con la respiración profunda y relajamos conscientemente el área.

- A continuación presionamos suavemente la pelotita y empezamos a movernos libremente para dar un automasaje muy profundo sobre la zona.

- Realizamos esto durante un mínimo de cinco minutos.

- Una vez terminado el automasaje, nos quedamos unos cinco minutos más sintiendo plenamente nuestro cuerpo y percibiendo la diferencia en el nivel de tensión corporal.

Serie de ejercicios de descarga

Precalentamiento: Sacudir el cuerpo

Esta práctica que describiremos a continuación nos ayudará a aflojar las tensiones.

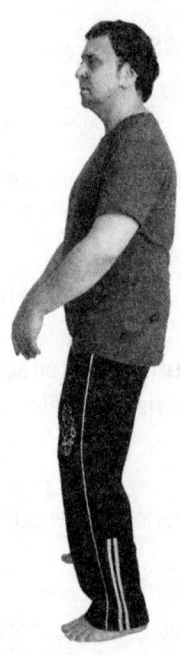

Pasos:

- Comenzamos de pie con la espalda recta y los pies a la altura de los hombros.

- Sin dejar de sacudir el cuerpo, flexionar ligeramente las piernas y volver a erguirse. Los pies siempre deben permanecer en contacto con el suelo.

- Sacudimos el cuerpo cada vez con mayor rapidez y con mayor soltura posible.

- Acompañamos siempre con una respiración profunda: inhalamos por la nariz profundamente y nos relajamos en la exhalación.

- Repetimos unos cinco minutos.

Ejercicio 1: El Berrinche

Dentro de los ejercicios bioenergéticos, el Berrinche es uno de los más poderosos, tanto en el plano emocional como físico.

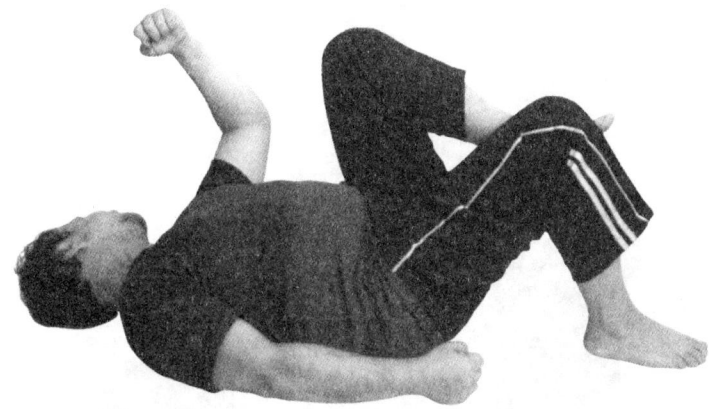

Pasos:

- Nos acostamos sobre un colchón o colchoneta.

- Doblamos las rodillas de modo que las plantas de los pies queden apoyadas en la superficie que estamos utilizando.

- Comenzamos a golpear con cada pie sobre la superficie en forma alternada, con las rodillas bien flexionadas.

- Aumentamos fuertemente la intensidad de nuestro "pataleo", al mismo tiempo que golpeamos con los puños bien cerrados, dejando que la cabeza gire hacia un lado y otro, con el movimiento del cuerpo.

- Repetimos el ejercicio de 3 a 5 veces.

Para realizar correctamente el Berrinche debemos realizar una perfecta coordinación entre los movimientos de las piernas, brazos y cabeza. De esta manera el cuerpo se moverá como si fuese una unidad.

Ejercicio 2: Soplo Ha

Esta práctica no es un ejercicio de Bioenergética sino que deriva del Yoga Tibetano y nos ayuda a liberar toda carga negativa que tengamos.

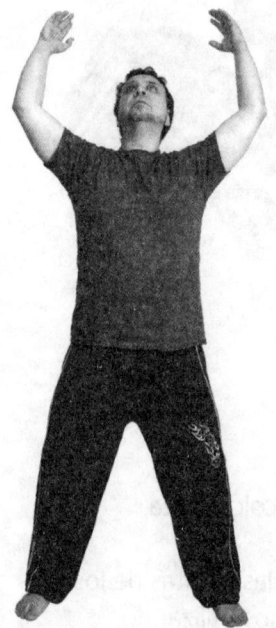
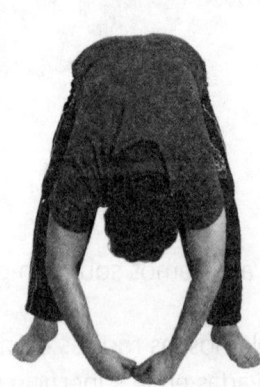

Pasos:

- Nos ubicamos de pie con las piernas separadas a la altura de los hombros.

- Flexionamos ligeramente las rodillas.

- Al inhalar, extendemos los brazos por detrás de la cabeza.

- Al exhalar, bajamos con vigor hacia delante emitiendo en voz alta un sonido "Ha", el soplo debe ser con intensidad.

- Nos quedamos con los brazos hacia abajo relajándolos y sacudiéndolos libremente.

- Repetimos el ejercicio de 3 a 5 veces.

Expresar la ira

La ira es una emoción que nos viene desde la noche de los tiempos y está relacionada con la reacción de lucha que es parte integrante de nuestro instinto de supervivencia.

En la antigüedad, esta reacción emocional era fundamental ya que nos hubiera hecho pelear con todas nuestras energías frente a un depredador o enemigo que nos atacara, y probablemente hubiera salvado nuestras vidas. El problema es que ya no vivimos en la Edad de Piedra, y seguimos teniendo en las capas más antiguas de nuestro cerebro estas reacciones implantadas.

Las normas culturales de convivencia en la sociedad hacen que reprimamos una y otra vez la pulsación de la ira, con el resultado de crearnos contracturas musculares que son la forma física de nuestra represión psicológica.

Los caminos para evitar esto son, en primer lugar, no permitir que se acumule la ira reprimida en nosotros, de lo contrario saldrá disparada en cualquier dirección, hasta en contra de nosotros.

Los ejercicios que detallaremos a continuación, nos ayudarán a frenar este instinto que tenemos guardado en nuestro inconsciente desde tiempos remotos.

Ejercicio 1: Golpeando con los puños

El objetivo de esta práctica es liberar cualquier situación de rabia, ira o enojo que tengamos hacia nosotros mismos, alguna situación en particular o hacia una persona. Ejercicio ideal para personas que tengan tensiones localizadas en la zona de los hombros. Estos "nudos" se relacionan con la represión del impulso agresivo en los brazos para golpear o lastimar a nuestro ocasional "oponente".

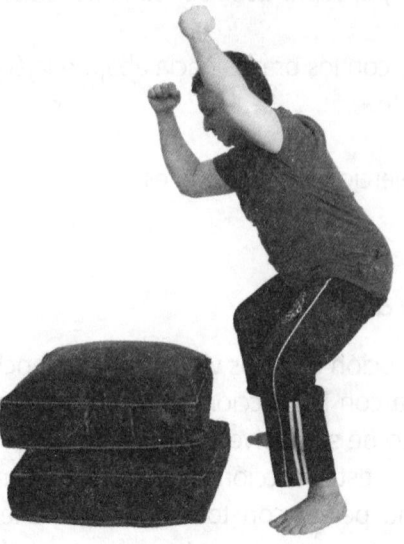

Pasos:

- Nos ubicamos de pie frente a la cama. Es aconsejable que el colchón sea de gomaespuma para evitar que nos dañemos las articulaciones.

- Realizamos una separación de los pies a la misma distancia de los hombros entre sí con las rodillas ligeramente flexionadas.

- Cerramos los puños y elevamos los brazos a la altura de la cabeza.

- Intentamos elevar los codos bien hacia atrás.

- A continuación, golpeamos en forma vigorosa la cama con ambos puños, siempre de un modo relajado y dejando fluir a las emociones que emerjan.

- Lo repetimos las veces que sea necesario.

- Una variante del ejercicio es expresar en voz alta palabras de ira tales como: "¡no!", "¡no quiero!", "¡déjame solo!", "¡te odio!".

Si se desea realizar una descarga más intensa se puede usar una raqueta de tenis, repitiendo los mismos pasos descriptos en el ejercicio anterior. El uso de este elemento nos ayudará a experimentar una sensación de poder, además de ayudarnos a superar un obstáculo que en ese momento se esté apoderando de nuestros pensamientos y emociones.

Ejercicio 2: Golpes rítmicos

Este ejercicio ayuda a fortalecer los brazos, desarrollar la coordinación de los movimientos y descargar la tensión en la zona de los hombros.

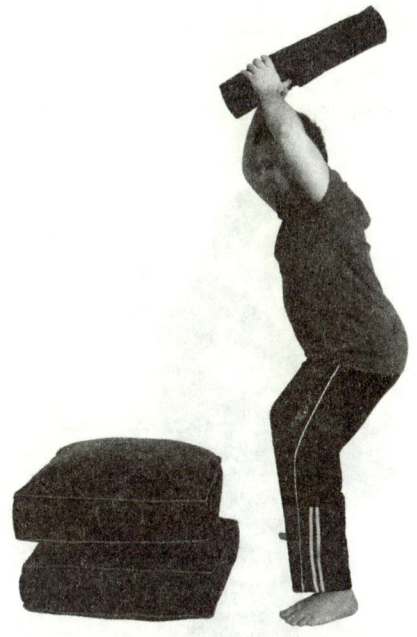

Pasos:

- Realizamos los dos primeros pasos explicados en el ejercicio anterior.

- En esta práctica podemos usar los puños o la raqueta. La diferencia es que el golpeteo será rítmico, ni demasiado lento ni demasiado rápido.

- Inhalamos profundo mientras los brazos van hacia atrás. A continuación, con la exhalación los brazos comienzan a descender y a golpear el colchón. Lo hacemos en forma rítmica.

- Cuanto más estiremos los brazos hacia atrás en la inhalación, más efectiva será la técnica.

- Realizar los golpes un mínimo de 20 veces.

Ejercicio para liberar la tensión: Retorcer una toalla

Este es un excelente ejercicio para eliminar la agresión.

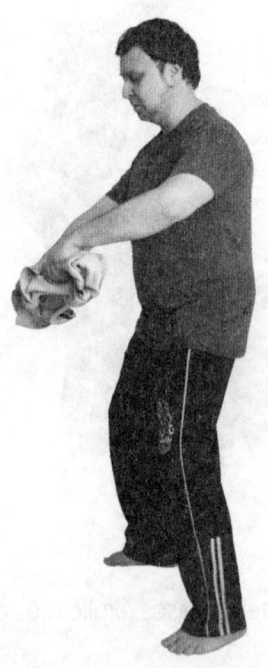

Pasos:

- Tomamos una toalla y comenzamos a enrollarla.

- Luego la retorcemos con ambas manos lo más fuerte que podamos.

En todos los ejercicios de descarga debemos tener en cuenta que no estamos dañando a nadie, sólo estamos expresando un sentimiento.

Ejercicios de energización

Arco inverso

El objetivo de esta práctica bioenergética es liberar la tensión del vientre que, a causa de la mala postura, aparece en la barriga. Además es muy efectivo para eliminar estados de melancolía o tristeza por la apertura del pecho que se realiza.

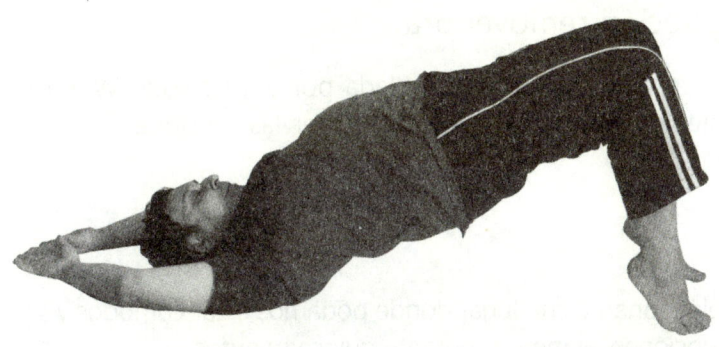

Pasos:

- Nos acostamos boca arriba.

- Colocamos las piernas separadas y los pies ligeramente inclinados hacia adentro.

- Concentramos todo el peso del cuerpo en las puntas de los pies y doblamos las rodillas sin que las plantas de los pies pierdan contacto con el suelo.

- Apoyamos los puños en la parte inferior de la espalda e inclinamos la pelvis ligeramente hacia delante, de manera que la parte superior del cuerpo forme un arco. La cabeza no debe cambiar de posición ni apoyarse contra la nuca.

- Relajamos la cara y la espalda. No contenemos la respiración bajo ningún concepto. Cuando se haya llegado al límite de fuerza, dejamos la postura y nos relajamos completamente.

Para este tipo de práctica es muy aconsejable utilizar un soporte como una pelota o manta doblada en la espalda para que sea más fácil su ejecución.

Cómo sanar el cuerpo

Respiración removedora

Esta respiración fue desarrollada por el psicólogo Win Wenger. El objetivo de esta técnica es remover las tensiones y emociones reprimidas.

Pasos:

- Seleccionamos un lugar donde podamos estar cómodos y sin interrupciones, al menos, durante quince minutos.

- Nos recostamos boca arriba de la manera más confortable posible.

- Enfocamos nuestra consciencia en la respiración. Simplemente la sentimos.

- Comenzamos a ajustarla de la manera siguiente: inhalamos en forma suave y profunda. Exhalamos relajando totalmente todo el cuerpo, como si "dejáramos ir" todo el aire de los pulmones.

- Mantenemos ese ritmo respiratorio durante unos minutos hasta que se vuelva automático.

- A continuación, visualizamos lo siguiente: al inhalar entra una corriente de energía por nuestros pies que recorre todo el cuerpo y remueve todo lo negativo. Deberemos enfocarnos preferentemente en las zonas donde se encuentran las sensaciones desagradables de las emociones reprimidas.

- Al exhalar, visualizamos que estamos espirando chispas, que son los residuos de todo lo que está removiendo la energía de nuestro cuerpo.

- Nos mantenemos respirando y visualizando durante, al menos, quince minutos.

Técnicas que podemos realizar para eliminar la ira en momentos de extrema tensión

- Golpear almohadones o almohadas hasta desahogarnos.
- Gritar a todo pulmón.
- Saltar y sacudir el cuerpo.
- Golpear con los pies el piso.
- Pegarle a una alfombra colgada con una raqueta.
- Recostarnos y golpear el colchón con pies y manos.
- Dar puñetazos a una bolsa de arena.
- Bailar frenéticamente con una música de mucha percusión.
- Tensar y aflojar el cuerpo varias veces hasta sentir que la ira se diluye.
- Realizar ejercicios de respiración intensos y vigorosos.
- Practicar una actividad física fuerte (correr, nadar, etc.).

- Mantenemos la respiración circular de 5 a 10 minutos sintiendo cómo el cuerpo se satura de energía.

Ejercicio 2

- Repetimos los pasos de la respiración circular básica.

- Recorremos mentalmente nuestro cuerpo y nos enfocamos en alguna zona que presente una contractura crónica. Vamos a imaginar allí un área de energía vital y emociones estancadas.

- Cada vez que inhalamos aspiramos la energía vital y la llevamos directamente a la zona del bloqueo.

- En la exhalación visualizamos que la energía estancada se va diluyendo y que la estamos eliminando en cada espiración.

- Trabajamos con este ejercicio al menos 5 a 10 minutos, tratando de remover toda el área de estancamiento, de ser posible.

Ejercicio 3

- Esta es una variante que permite trabajar con niveles más intensos de energía vital, ya que vamos a incorporar la boca, y esto movilizará mayores cantidades de energía en una menor cantidad de tiempo.

- Relajamos plenamente la mandíbula y la dejamos abierta de manera natural.

- Respetamos el ritmo básico de la respiración circular, pero la realizaremos a través de la nariz y la boca entreabierta.

- En cada inhalación absorbemos luz y energía.

- En cada exhalación dejamos que cada parte de nuestro cuerpo se distienda y se relaje.

- Nos quedamos tomando contacto con todas las sensaciones que aparezcan en el cuerpo y en la mente.

- Como en las variantes anteriores, también nos quedamos 5 o 10 minutos trabajando con esta respiración.

Respiración de bienestar

Pasos:

- Comenzamos a practicar la respiración circular.

- Imaginamos que estamos inhalando y exhalando un líquido suave, tibio y agradable.

- Imaginamos el color que más nos agrade y que estamos absorbiendo un aroma de algún aceite esencial o de alguna flor: rosa, jazmín, etc.

Respiración de alivio

Pasos:

- Nos relajamos en alguna posición cómoda.

- Traemos a nuestra mente el recuerdo de algún momento de alivio emocional, por ejemplo, cuando aprobamos un examen, nos recibimos en nuestros estudios, el nacimiento de un hijo, etc.

- Revivimos la pauta respiratoria de ese momento y la amplificamos para vivenciar nuevamente el bienestar de ese momento.

- Cuando inhalamos, visualizamos una corriente de luz que entra por la planta de nuestros pies. Al recorrer el cuerpo remueve todo lo negativo.

- Al exhalar, imaginamos que exhalamos chispas, que son los residuos de lo eliminado.

Respiración del bostezo

Pasos:

- Practicamos la respiración circular.

- Cada 2, 3 o 4 respiraciones circulares, respiramos imitando nuestra forma de bostezar para inhalar y exhalar.

- Persistimos hasta que vaya apareciendo el estado de somnolencia.

Respiración para liberar el enojo

Pasos:

- Practicamos la respiración removedora que hemos explicado en este capítulo.

- Enfocamos nuestra mente en el contexto y personas que nos producen la reacción emocional de ira.

- Permitimos que la emoción aflore en nuestro cuerpo.

- Comenzamos a inhalar y exhalar en forma profunda.

- Visualizamos que la corriente de energía incrementada va barriendo sus sensaciones corporales negativas.

- Al exhalar, visualizamos que exhalamos fuego, imaginando que estamos quemando toda la carga emocional negativa.

- Insistimos hasta quitarle toda la carga emocional a la imagen.

Esta técnica respiratoria también puede adaptarse para estados de angustia, ansiedad y miedos.

Respiración alternada

Pasos:

- Nos ubicamos en una posición cómoda sentados en una silla o en el piso y con la columna alineada.

- Ubicamos nuestros dedos índice y mayor en el entrecejo. El pulgar lo usamos para obturar una fosa nasal y los dedos anular y meñique para obturar la otra.

- Para comenzar nos preparamos tapando una fosa nasal inhalando de manera lenta y profunda por la otra.

- A continuación obturamos las dos fosas y retenemos el aire el tiempo que nos resulte cómodo.

- Exhalamos por la fosa nasal contraria en forma lenta y profunda. Por esta misma fosa nasal comenzamos nuevamente el ciclo.

Una práctica diaria de 15 minutos de esta respiración, hará milagros en la salud de nuestro sistema nervioso.

Respiración para liberar traumas, miedos y fobias

Pasos:

- Defina claramente la imagen que represente de manera más acertada su miedo, fobia o trauma.

- Defina con una y un máximo de tres palabras su miedo, fobia o trauma.

- Recuéstese de la manera más cómoda posible.

- Ubique un elemento que le permita mantener su pecho abierto al estar recostado. Puede ser una manta enrollada, uno o dos almohadones o una pelota mediana.

- Ubique las yemas de sus dedos sobre los arcos superciliares. Los pulgares no participan de la técnica.

- Comenzamos a trabajar con la respiración circular.

- Con las yemas de los dedos golpeamos de manera alternada los arcos superciliares.

- Ahora coloque en su mente la imagen y repita las palabras que había enfocado en su miedo, trauma o fobia.

- Trabaje periodos no menores de 15 minutos.

- Chequee periódicamente la evolución de su miedo, trauma o fobia. La práctica cotidiana de este ejercicio debería eliminar su bloqueo en un lapso relativamente corto, a veces de días, pero como máximo pueden ser dos meses.

La espiritualidad del cuerpo

La armonía total

Estar sano no es solamente no estar enfermo sino sentir placer de estar vivo. La salud tiene un rostro espiritual que es un sentimiento de animación y deleite en el cuerpo, que se amplifica en los momentos de alegría.

Cuando entramos en ese estado somos uno con todo lo viviente y reconocemos nuestra conexión con el Universo. El dolor, a la inversa, nos separa de todo lo demás.

La salud se muestra, objetivamente, en la gracia de los gestos y movimientos del cuerpo, en una vibración corporal, en la flexibilidad y calidez del cuerpo.

Cuando mente y cuerpo se disocian, la espiritualidad se convierte solo en un concepto, en una creencia y no en energía vital. Y, al mismo tiempo, nuestro cuerpo pasa a ser solamente materia o una máquina bioquímica como en la medicina actual. Si el espíritu vivifica el cuerpo, pulsa de excitación y se mueve con entusiasmo, como una brisa calma que fluye en la montaña o un viento intenso y poderoso que ruge en el mar.

La armonía total no se puede aprender, es un don natural del ser humano como criatura de la naturaleza, una vez perdido, solo puede recuperarse reencontrándonos con nuestro espíritu.

Armonía y espiritualidad

Cuando éramos bebés disfrutábamos naturalmente de esta conexión con lo divino, que se expresaba con armonía y vitalidad a través de nuestros gestos, movimientos y emociones. A medida que vamos creciendo perdemos esta gracia natural, nos volvemos más rígidos y ya no tenemos contacto con nuestra chispa divina. Nuestra verdadera espiritualidad surge de esta vivencia de unión con una energía o fuerza superior a nosotros mismos. No interesa qué nombre le demos o, siquiera, que la mencionemos. Si entendemos que las personas somos seres divinos, debemos aceptar necesariamente que la salud esta íntimamente conectada con la espiritualidad.

El equilibrio mental se refleja en la vitalidad del cuerpo que podemos observar en la luz de los ojos, el color, la textura y la calidez de la piel, la fluidez de las expresiones, el vigor y la gracia de los movimientos. Tal como suele afirmarse, los ojos son realmente las ventanas del alma, en ellos se puede observar la chispa del espíritu. Cuando la espiritualidad no está presente, los ojos están vacíos. En la depresión, reflejan angustia y una profunda desesperanza. En las personas rígidas son opacos, lo que nos dice que el ver está perturbado.

Los seres humanos con ojos luminosos miran directamente, establecen un contacto que es un puente de conexión con el otro.

La irradiación y el calor de la piel se deben a la palpitante circulación de la sangre en la superficie del cuerpo, surgida del corazón, morada del espíritu divino. De igual manera, la energía y la gracia del cuerpo son expresiones de esta misma luz. Definitivamente una mente sana sólo puede existir en un cuerpo sano.

En resumen, la falta de la armonía espiritual se manifiesta como un fenómeno concreto en el cuerpo físico, esto es muy claro: sencillamente hay que ver cómo la gente se mueve y se expresa.

Esta práctica, proveniente del misticismo, nos ayuda justamente a reconectarnos con el amor universal y con todo lo existente.

Ai-Wa: amor y armonía

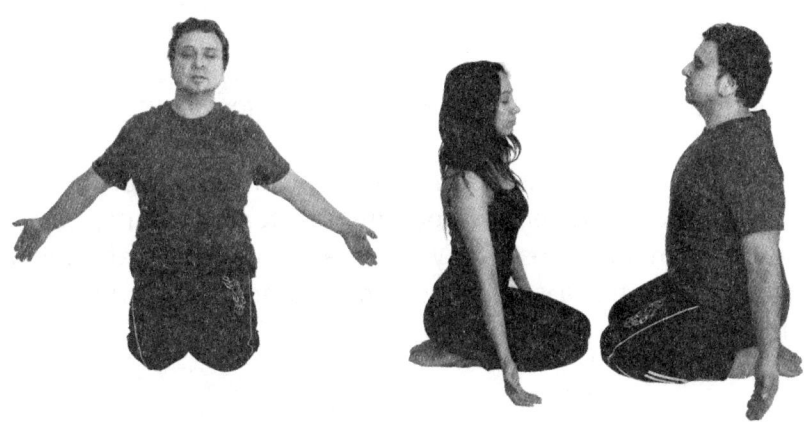

Pasos:

- Nos sentamos en una posición cómoda con la columna alineada.

- Dejamos los ojos entreabiertos, mirando hacia el infinito.

- Abrimos ampliamente los brazos como si quisiéramos abrazar al Universo.

- Las manos permanecen abiertas en forma natural hacia el frente, sin tensión.

- Comenzamos a enfocarnos en nuestro pecho, especialmente en la zona del corazón.

- Trabajamos con una respiración suave, tranquila y profunda: inhalamos profundo, nos relajamos completamente en la exhalación llevando nuestra atención a la zona del centro cardíaco (chakra emocional).

- Durante el ritmo respiratorio visualizamos la imagen de la persona, personas, o a nosotros mismos, a quienes le estamos brindando todo nuestro amor incondicional.

- Al mismo tiempo podemos repetir mentalmente las palabras claves: "Amor", "Armonía".

- Mantenemos la práctica de tres a cinco minutos.

Este ejercicio se puede hacer a solas o con la pareja. En caso de realizarlo con alguien, nos pondremos frente a frente, mirándonos suavemente a los ojos y expresaremos amor y armonía a nuestra pareja, hasta sentir que está trascendiendo a un sentimiento de unión.

Sexualidad y espiritualidad

Suele creerse de manara errónea que la sexualidad y la espiritualidad son totalmente incompatibles. Según este punto de vista, la espiritualidad se encuentra en la cabeza y la sexualidad en la parte inferior de nuestro cuerpo. Esto deforma la realidad del ser humano, ya que tanto la espiritualidad como la sexualidad se expresan en el organismo entero.

La espiritualidad separada de la sexualidad es una abstracción, y la sexualidad desconectada de la espiritualidad es una acción solamente física. Esta disociación se origina en el acorazamiento del corazón, que corta el puente entre los dos extremos del cuerpo. Cuando la vivencia del amor se expande en nuestra cabeza sentimos la unión con todo el Universo, cuando vibra en la pelvis y en las piernas nos sentimos conectados con la tierra y lo individual. Cuando nuestro espíritu se involucra plenamente en cualquier acto, ese acto tiene una cualidad espiritual gracias a la trascendencia del yo. Esa trascendencia se puede sentir en un modo más intenso en el acto sexual, con la unión de la pareja en el fuego de la vida. De esta manera los amantes trascienden al yo para convertirse en uno con las fuerzas más poderosas del Universo. El amor es la clave de esta trascendencia.

Desafortunadamente, para la mayoría de las personas esta unión sexual termina en unos pequeños chispazos y no en el fuego que consume la materia, transformándola en puro espíritu; de eso se trata la trascendencia. Todo acto creativo la contiene en cierto grado. Se necesitan dos factores para crearla: inspiración y pasión. La inspiración de una creación artística siempre tiene algo de divino, que le permite al artista dejar de lado su yo y unirse a su obra. Desde esta óptica, la unión sexual es la clave de la creatividad. Un ser humano nunca experimentará el misterio y la profundidad del sexo a menos que se deje fluir con la pasión divina del amor.

Ejercicio tántrico

Pasos:

- La pareja se sienta frente a frente con las piernas cruzadas. Es ideal que encuentren un momento donde no sean interrumpidos y en un ambiente agradable de relajación.

- La mano derecha de cada uno se ubica en el centro del pecho del otro. Dejando la mente en blanco y trabajando con una respiración coordinada inhalan profundo y se relajan completamente en la exhalación.

- Durante el ejercicio, hay que tratar de conectarse con lo que siente la otra persona, conectándose con la chispa divina y dejándose fluir con las sensaciones.

- Luego de unos minutos de práctica se acercan los cuerpos, fundiéndose en un abrazo tántrico.

- No se debe hablar, sólo hay que dejarse llevar por las sensaciones, entregarse al otro, liberando las corazas.

- Finalizado el ejercicio, comentar la vivencia interior.

El amor y la fe

El alimento que vivifica nuestro espíritu es el amor, entendido como una profunda conexión con las personas, con lo viviente, con la naturaleza y el universo. El amor es un potente elemento curativo. Más allá de a quién se ame, es el amar lo que tiene el poder de cura. De igual manera, no son las creencias las que determinan el poder de la fe, ese poder es la fe misma.

No es posible cerrarse a la vida y seguir viviendo. Sí, estamos vivos, por lo tanto poseemos cierta fe en la vida y en el universo como fuente de esta vida. Sólo en la muerte hay una carencia total de fe. Es por eso que no podemos estar absolutamente cerrados al amor, de lo contrario nuestro corazón se congelaría y dejaría de palpitar.

Lamentablemente, muchas personas se encuentran cerradas a la vida y al amor por las heridas que sufrieron en su niñez y que las llevó a contracturar el cuerpo, desvaneciendo su energía y reduciendo su fe. Así, desarrollaron contracturas musculares crónicas que son como una armadura que está destinada a defender al individuo para que no vuelva a sufrir nuevas heridas, pero al mismo tiempo lo ahogan en una cáscara rígida.

La persona, entonces, está abierta a la vida de una manera parcial y tiene desconfianza de cualquier emoción dirigida a atravesar su defensa y tocar su corazón.

Pero es su misma armadura la que daña su salud y la vuelve vulnerable a la enfermedad.

Para lograr alcanzar una mente más serena y una espiritualidad plena detallaremos un ejercicio del Do-In para armonizar las emociones.

Hei-Wa: pacificación del mundo

Pasos:

- Llevamos las manos lentamente a la altura del corazón en posición de plegaria y las levantamos lentamente hasta la altura de la boca.

- Extendemos gradualmente los brazos con las palmas abiertas hacia arriba, imaginando que enviamos energía positiva desde las palmas de las manos hacia el universo.

- A continuación, separamos gradualmente los brazos y los movemos horizontalmente hasta alinearnos con los hombros.

- Lentamente, manteniendo en nuestra mente oleadas de energía positiva que se irradian hacia el Universo y hacia nosotros, movemos los brazos hacia la posición de inicio.

- Repetimos varias veces el movimiento con los brazos.

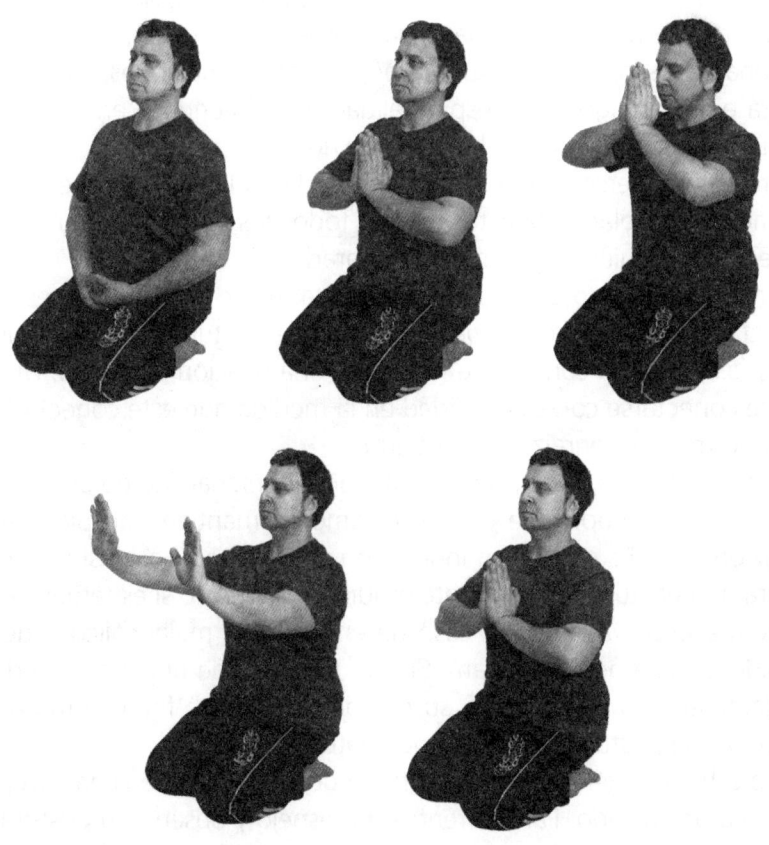

Enraizamiento: conexión con la realidad

Un cuerpo sano se refleja en la armonía de sus movimientos, producto de la carga de energía vital que fluye libremente en el organismo sin ningún tipo de bloqueo. Esto depende de lo conectada que esté la persona a la tierra. Cuando no estamos enraizados a la tierra madre perdemos el sustento y el equilibrio, y frente a situaciones estresantes que se nos presenten en la vida vamos a estallar por la sobrecarga de tensiones y energía estancada. En contraste con esta idea, una persona enraizada experimentará una sensación de gozo y trascendencia.

De allí que podamos afirmar la estrecha relación que existe entre un árbol y el ser humano. Sus formas de vida se asemejan ya que ambos coexisten en un punto de encuentro entre la tierra y el cielo: las personas al igual que los árboles miramos al cielo como fuente de energía vital pero, también, dependemos de la tierra madre para nuestro equilibrio.

Si el árbol se desarraiga de la tierra madre, mueren sus hojas. Si una persona se desconecta de su cuerpo, mente y emociones, también sufrirá el desarraigo de su espiritualidad, convirtiéndose en un ente sin vida, en estado latente de tensión y rigidez.

Por eso una persona vital estará enraizada en la tierra madre y experimentará el placer de estar viva en todos los ámbitos de su vida, es decir, sabe quién es y dónde está parada.

Dentro del concepto de la Bioenergética, estar enraizado es estar conectado con la realidad, con el cuerpo, la espiritualidad, la sexualidad y las personas con que se mantiene una relación cotidiana. Uno puede conectarse con esa realidad en la medida que esté conectado con uno mismo y enraizado a la tierra.

En Bioenergética, para poder examinar la personalidad de una persona, es muy importante observar cómo se mantiene de pie y su conexión con el suelo. Si un individuo se siente seguro de sí mismo tendrá una postura naturalmente erguida. En cambio si es temeroso, tenderá a encorvarse. En el caso de encontrarse melancólico o deprimido, su cuerpo se postrará. Si está tratando de negar algo o de no demostrar su inseguridad, su cuerpo se reflejará firme como un soldado y su postura será muy poco natural.

Ahora bien, deténgase un minuto luego de leer estas líneas. Deje el libro a un costado. Párese frente a un espejo y observe su postura. ¿Es natural? ¿Es rígida? Le proponemos que a partir de este momento comience a practicar el enraizamiento de manera consciente, que se dé cuenta cuando está trabajando, conversando con alguien o esperando en la fila del supermercado, que se anime a darse una pausa, a observar sus piernas y pies para saber si están en contacto con la tierra, y si su respiración y cuerpo están relajados. A continuación podrá realizar un ejercicio para aprender a saber estar de pie.

Ejercicio: Saber estar de pie

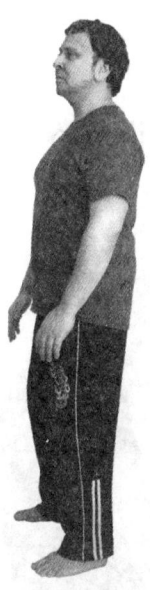

Pasos:

- De pie. Ubicar las piernas con una apertura de ancho de los hombros.

- Cerrar los ojos. Las rodillas deben estar ligeramente flexionadas.

- Visualizar que de la planta de los pies comienzan a crecer raíces que nos conectarán con la tierra madre. Esto ayuda a lograr la firmeza y el equilibrio en la vida.

- Mantener esta posición de 3 a 5 minutos.

Al principio pararse con las rodillas ligeramente flexionadas. Puede resultar incómodo, por eso cuando los músculos se cansan hay que sentarse unos breves minutos en lugar de tensar las rodillas. Pruebe la diferencia de tensar las rodillas y luego sentarse, observará que al estirarlas se alivia la molestia pero se pierde sensibilidad. Por eso las personas que han aprendido a pararse correctamente se dan cuenta de la diferencia en su cuerpo y en sus sensaciones. Al relajar las rodillas se nota el libre fluir de la energía. Al realizar los ejercicios bioenergéticos es muy importante observar la postura correcta de las piernas.

Enraizamiento y equilibrio

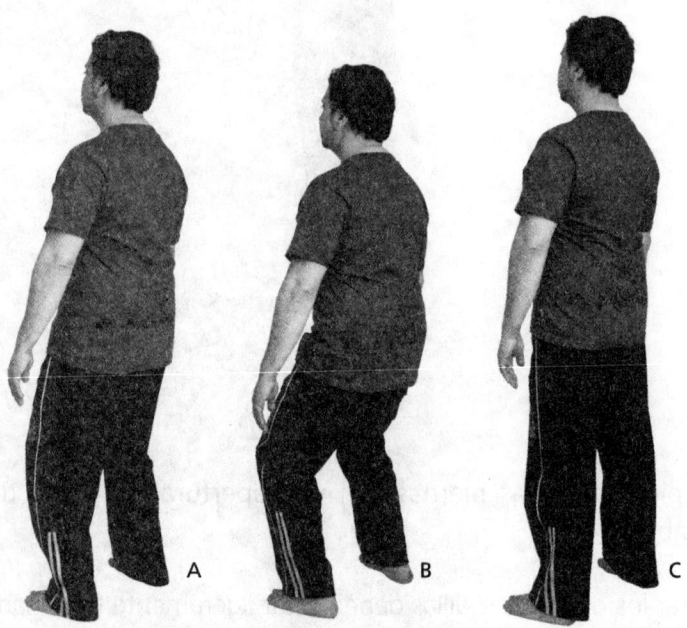

Foto A: Con las rodillas sueltas la persona se mantiene derecha y firme.
Foto B: Cuando se aumenta la fuerza por un esfuerzo físico o un peso emocional, las rodillas se flexionan para absorberla.
Foto C: Si las rodillas están tensas y no pueden absorber la fuerza externa, este peso recae en la zona lumbar y hace que la parte superior del cuerpo se incline hacia adelante.

La seguridad de una persona está íntimamente relacionada con la relación que tuvo con su madre. Los cuidados, cariño, apoyo y aprobación materna permiten que el cuerpo del niño esté relajado y natural, ya que experimenta placer sintiéndose conectado con la tierra. Este niño crecerá enraizado con una plena sensación de seguridad y autoestima pero, por el contrario, cuando un niño sufre falta de afecto, de cuidado y de atención de su madre, su cuerpo se tensa y esta inseguridad queda grabada en su cuerpo, reflejándose esa rigidez cuando es adulto.

Si la terapia bioenergética tiene éxito se observan notables cambios físicos, por ejemplo, los pies del paciente se agrandan, las piernas se ablandan, la pelvis se afloja, la respiración se hace más profunda y los hombros caen naturalmente. Una vez que se logra el enraizamiento, el individuo ya no siente que se impulsa a sí mismo hacia arriba sino que se deja sostener por la tierra madre en armonía con su cuerpo, mente y emociones. Esto se logra efectuando un compromiso con el cuerpo, respetando sus necesidades y concretando un cambio de vida en pos de la salud y el crecimiento para lograr así una espiritualidad plena.

Beneficios del enraizamiento

- Equilibra la hipertensión.

- Se obtiene mayor placer en el acto sexual.

- Mejora la respiración.

- Se reduce la presión sistólica.

- Se aumenta la autoestima y el equilibrio personal.

- Se siente el placer de estar vivo.

- Se logra una identificación con el Universo.

- Crece la armonía física y emocional.

- Se eliminan las tensiones.

Ejercicios para mejorar el enraizamiento

Sacudir las piernas

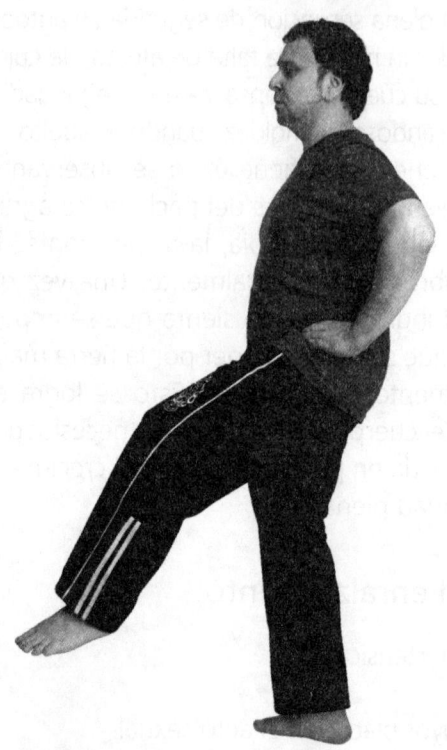

- De pie con la columna recta. Levantar la pierna derecha unos centímetros.

- Ubicar las manos en las caderas y sacudir la pierna que se tiene extendida.

- Relajar al máximo los músculos del muslo, y las articulaciones y dedos del pie.

- Luego de sacudir la pierna derecha varias veces, cambiar de posición y realizar lo mismo con la pierna izquierda.

Girar los brazos hacia los lados

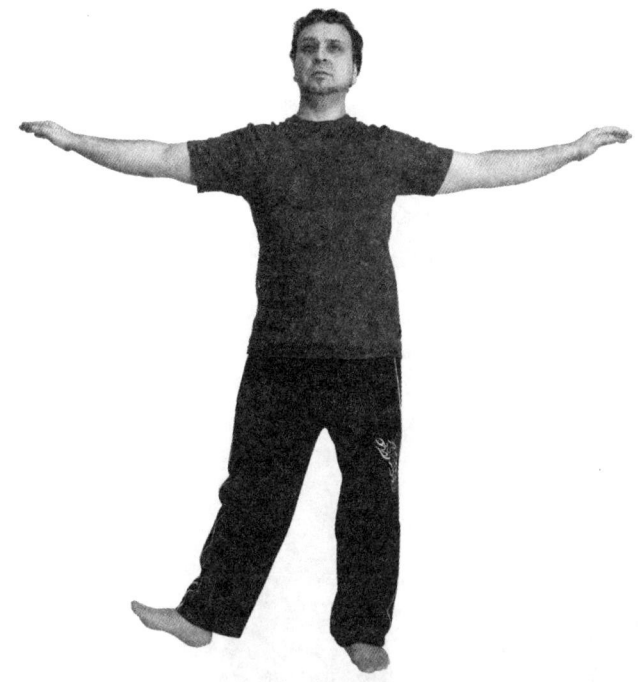

- De pie. Separar las piernas a la altura de los hombros (los pies deben estar mirando hacia delante y la columna debe estar recta).

- Balancear los brazos de derecha a izquierda mientras se giran las caderas y la parte superior del cuerpo en la misma dirección.

- A continuación, con el talón apoyado en el suelo, girar el pie izquierdo hacia fuera mientras se mueven los brazos, la cadera y el cuerpo en la misma dirección, es decir, hacia la izquierda. La cabeza debe seguir el mismo movimiento.

- Luego girar en sentido apuesto: colocar el pie izquierdo de nuevo en la posición de inicio, levantar los dedos del pie derecho y sin dejar de apoyar el talón en el suelo, girar el pie hacia afuera al mismo tiempo que se llevan los brazos hacia la derecha, es decir, en la misma dirección que el pie derecho.

Flexión de rodillas

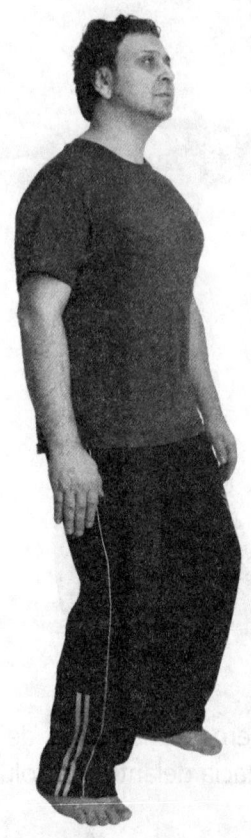

- De pie. Flexionar ligeramente las rodillas y llevar el peso del cuerpo hacia adelante, sobre las puntas de los pies.

- Sin levantar los pies del suelo, doblar un poco las rodillas y permanecer así unos instantes y a continuación estirar las piernas.

- Repetir el movimiento 10 veces.

Ejercicio vibratorio sobre una pierna

Este ejercicio también produce vibraciones o cosquilleos en los músculos. Es la reacción a una tensión corta que sin embargo lleva a la relajación y liberación de los bloqueos físicos y psíquicos.

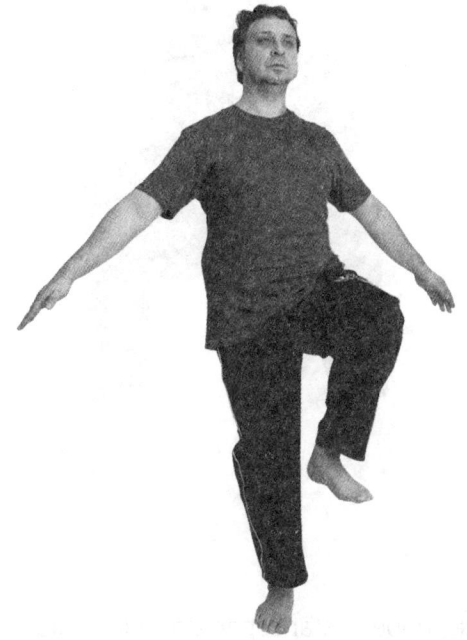

- De pie. Con los pies paralelos.

- Levantar la pierna izquierda hasta que el pie se encuentre a la altura de la rodilla derecha. Extender los brazos en cruz para ayudar a mantener el equilibrio.

- Cuando el cuerpo esté en equilibrio, doblar ligeramente la pierna derecha y agacharse un poco.

- Mantener la posición el mayor tiempo posible y observar si los músculos vibran.

- Dejar la postura, sacudir un poco la pierna izquierda y repetir el ejercicio con la pierna derecha.

Ejercicio de flexión

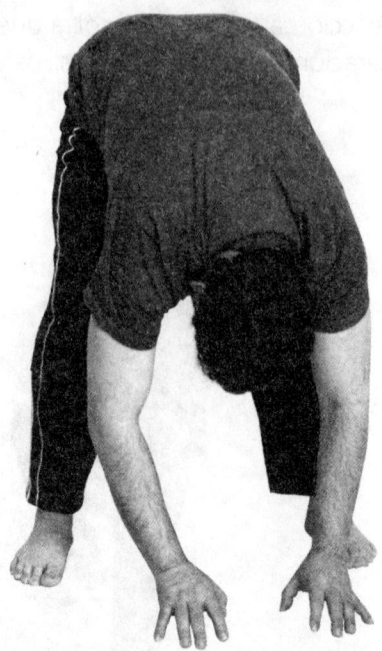

- De pie. Los pies deben estar separados a la altura de los hombros y ligeramente hacia adentro.

- Flexionar el cuerpo hacia adelante hasta tocar el suelo con los dedos de la mano.

- Flexionar las rodillas para llegar al suelo.

- En la posición, tensar las rodillas un poco y estirar ligeramente las piernas.

- Las rodillas no deben tensarse totalmente, deben permanecer siempre algo dobladas.

- Dejar colgar la cadera.

- Cuello, hombros y músculos faciales deben estar relajados.
- Las plantas de los pies siempre contra el suelo.

Giros con los brazos

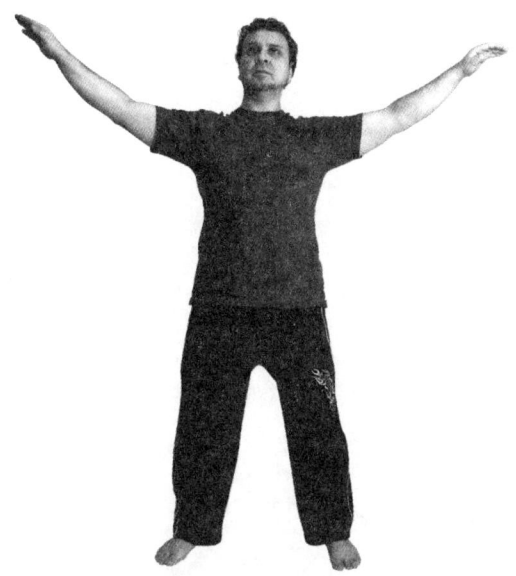

- De pie. Con los pies paralelos y las piernas algo separadas.
- Colocar los brazos en cruz y empezar a dibujar pequeños círculos hacia adelante con los brazos.
- No hacer los giros con demasiada lentitud. Ir aumentando su velocidad progresivamente.
- Realizar 10 a 15 giros.
- Luego relajar y repetir, realizando los giros en sentido contrario.
- La respiración debe ser suave, tranquila y profunda.

Desequilibrios psicológicos y bioenergética

Un poco de psicología

Un psicótico es el que piensa que dos más dos es cinco. Un neurótico sabe que dos más dos es cuatro, pero eso lo deprime muchísimo.

En pocas palabras, un psicótico no es capaz de tomar contacto con la realidad y confunde su fantasía con lo concreto. No está ubicado en tiempo y espacio.

Un neurótico sí es plenamente consciente de los sucesos reales, pero no tiene respuestas adecuadas para los mismos. Tal como estableció Sigmund Freud, todos en esencia somos un poco neuróticos ya que nos vemos forzados a reprimir respuestas emocionales naturales, con el fin de vivir en sociedad y de convivir con los otros.

El mecanismo básico de la neurosis es, entonces, la represión. Como hemos descripto en capítulos anteriores, el modelo casi perfecto para imitar desde la Bioenergética es el niño: puro, libre de contactarse con sus emociones, expresándose, moviéndose, creando continuamente. Sin embargo, en el proceso que llamamos "educación" aprendemos a reprimir y evitar el contacto con diversas zonas o aspectos de nosotros mismos. Empezamos a amoldarnos a lo que nuestros padres pretenden de nosotros. Recibimos este adiestramiento y el resultado es que áreas completas de nuestra personalidad son expulsadas, mutiladas, para adaptarnos al molde que nos imponen los mandatos y modelos paternos. Luego, esta tarea es continuada por maestros, profesores, policías, jueces, sacerdotes, que nos van imponiendo normas y limitaciones. A esto debemos sumarle las cicatrices que nos va dejando nuestra propia historia personal. Es de esta forma que se estructura nuestra armadura caracterológica.

Y así como esta coraza nos protege, también nos limita y ahoga nuestra energía vital, aprendiendo de esta manera a disociarnos de nuestras emociones verdaderas, anhelos y deseos más profundos, que quedan enterrados por un cúmulo de contracturas y tensiones.

En Bioenergética el concepto de neurosis toma cuerpo en forma absolutamente literal. Cuanto más neurótica es una persona más rígido es su cuerpo y menos gracia y vigor tienen sus movimientos, al mismo tiempo que sus ojos pierden brillo y vitalidad.

Este mecanismo de represión también nos sirve para aislarnos de los recuerdos dolorosos de nuestro pasado. La armadura muscular es apenas una fachada, en nuestro interior esas fuerzas reprimidas, la "sombra" como la definía Jung, pugnan y pelean por expresarse y en su esfuerzo pueden desequilibrar nuestro organismo físico creando enfermedades psicosomáticas, desestabilizando nuestra estructura psicológica...

En muchos casos, esta energía reprimida encuentra su curso canalizándose en forma de conductas compulsivas, obsesiones y adicciones diversas. En pocas palabras, con tal de no tomar contacto con sí mismo y descubrir que su vida es un vacío, la persona busca actividades sustitutivas e incluso intenta escaparse de una realidad tan deprimente a través de las drogas.

La represión como mecanismo de defensa

Nos contraemos cada vez que reprimimos un impulso, una emoción, un instinto, una necesidad. El dolor, el enojo, la tristeza, el miedo, son amurallados con nuestras corazas. Nos construimos un personaje y peleamos con nosotros mismos para hacerles creer a los demás que somos "eso" que mostramos. Las contracturas del cuerpo y del rostro, tallan, moldean, la máscara del personaje pero, en el fondo, sabemos que todo es una simulación, que quizás la vida que estamos viviendo no es la que nosotros queremos. Es, apenas, seguir el mapa que nos trazaron los demás o nosotros por miedo a vivir la realidad.

Cuando esta muralla empieza a resquebrajarse nos valemos de cualquier truco o estratagema para distraernos, para mirar para otro lado, para anestesiarnos. Cualquier cosa con tal de no enfrentarnos a nosotros mismos.

El neurótico le vende a los demás y a sí mismo la fantasía de una vida perfecta, hasta que las emociones reprimidas hierven en su interior, indicándole que algo no está bien.

Es justamente por eso que en Bioenergética apuntamos a disolver estos bloques de tensión, para así volver a conectarnos con lo que somos realmente, con nuestros deseos, con nuestra creatividad, para reencontrarnos con nuestra vida verdadera, alineada con lo que realmente queremos ser.

En este sendero, entonces, nos enfrentamos a nuestra oscuridad esencial dándole la bienvenida. Cuanto más intensa es la luz, más profunda es la oscuridad.

Es decir que en la medida que queremos crecer interiormente, más imperativo se hace el trabajo sobre nuestra sombra. Más necesario es enfrentarnos a nuestras represiones para liberar nuestras emociones, para abrazarlas, para integrarlas.

Se necesita coraje para hacer esto, pero no es ni más ni menos que el coraje que necesitamos para vivir en serio.

De nada sirve atacar los síntomas sin erradicar la causa, de nada sirve atenuar nuestras compulsiones, nuestras adicciones, nuestras obsesiones, si no vamos a la raíz del problema, si no nos atrevemos a reconciliarnos con nuestra sombra. Es un error querer disociarse del dolor y del sufrimiento. Cada una de nuestras lágrimas es también parte de nosotros, ignorarlas es ignorarnos a nosotros mismos.

El resultado de esta integración es ser una persona íntegra, no fragmentada. ¿Y qué significa exactamente esto? ¿Cómo enfrenta la vida una persona íntegra? En principio es sincera consigo misma y con lo que quiere. Se expresa de la manera más libre posible. Evita lugares y personas que la opriman, necesita crear –aun en lo cotidiano–, tiene el impulso de moverse, de sentir el cuerpo, de ocuparlo, de ser consciente. La vida le produce placer por el solo hecho de vivirla. No necesita justificarse constantemente por lo que hace, se entiende a sí misma como un ser libre y se da el permiso para disfrutar plenamente de la existencia... y casi no tolera la falsedad en los demás a pesar de que acepta que en la convivencia es necesario cuidar las formas para no aislarse.

Ejercicios para liberar nuestra neurosis

Respiración

Uno de los resultados típicos de la rigidez del neurótico es una inhibición de la respiración. Las represiones generan tensiones musculares que actúan como un corsé frenando el ritmo natural de nuestro ritmo respiratorio natural.

Esto resulta a su vez funcional, ya que cuanto menor es la profundidad de nuestra respiración, menor será la carga emocional que tengamos.

Por lo tanto se hace necesario "abrir nuestro pecho" para elevar el tono de nuestra energía vital, para librarnos de la cárcel de tensiones en nuestro tórax. Para hacerlo proponemos, a continuación, algunos sencillos ejercicios bioenergéticos que pueden ser realizados con facilidad.

Practicando el arco inverso

Pasos:

- Nos sentamos al borde de una silla. Nos tomamos de las manos y arqueamos la columna hacia atrás, tratando de abrir bien el pecho.

- Manteniendo esa postura inhalamos en forma suave, tranquila y profunda, permitiendo que el aire empuje las costillas.

- Vaciamos plenamente los pulmones en la exhalación.

- Permitimos que las vibraciones y pulsaciones de energía vital se expresen libremente sin limitarlas.

- Permanecemos practicando, como mínimo, cinco minutos.

Respiración pélvica

(Otro ejercicio respiratorio adecuado)

Pasos:

- Nos recostamos boca arriba.

- Flexionamos ambas piernas con una separación cómoda.

- Ubicamos los brazos en cruz o detrás de la cabeza.

- Cuando inhalamos, arqueamos la columna tratando de abrir al máximo el pecho, el cóccix apuntando al piso y con la máxima abertura posible de la columna.

- En la exhalación, llevamos la pelvis hacia arriba, presionamos la zona lumbar contra el suelo y arqueamos la columna en sentido contrario al movimiento de la inhalación.

- Realizamos la práctica de cinco a diez minutos.

Ejercicio de balanceo y percusión

En este caso utilizaremos alguna música con una percusión muy marcada, o simplemente ritmos realizados con instrumentos de percusión. Este tipo de sonidos nos reconecta con la energía primal de nuestra madre tierra y nos ayuda a disolver la coraza que nos ahoga.

Pasos:

- Nos ubicamos de pie con una separación cómoda y natural de las piernas.

- Comenzamos a escuchar el ritmo de percusión al volumen más alto posible.

- Cuando inhalamos, arqueamos nuestro cuerpo relajado hacia atrás.

- Cuando exhalamos, nos balanceamos hacia delante y mientras nos arqueamos exhalamos profundamente.

- Intentamos intensificar el balanceo y la respiración a medida que pasan los minutos.

- Nos dedicamos a esta práctica de cinco a diez minutos, para que produzca el efecto adecuado.

Ejercicios de voz

Uno de los aspectos que tenemos más reprimidos los adultos es el uso de la voz, de tal manera que elevar su volumen es considerado un gesto de poca educación. Sin embargo, es a través de ella –y también a través del grito– que los seres vivientes liberan su dolor y enojo. Liberar por tanto las tensiones en la voz, es ayudarnos a disolver nuestra neurosis, sobre todo la que está vinculada a la comunicación.

Ejercitando la voz

Pasos:

- Elija una posición cómoda tanto de pie como sentado. El pecho debe estar expandido.

- Inhale en forma bien profunda.

- Exhale emitiendo sonidos libremente, jugando con la voz.

- Eleve paulatinamente el volumen en cada exhalación.

- Diviértase, déjese fluir.

Ejercicio jerigonza

Pasos:

- Ubíquese frente a un espejo.

- Háblese con palabras inventadas que no tengan ningún sentido.

- Module su voz para aumentar el volumen cada vez más.

Caracterología bioenergética

La coraza caracterológica

Como ya dijimos en capítulos anteriores, cada represión, cada tensión emocional, crea una tensión muscular en nuestro cuerpo.

Por lo tanto, las tensiones emocionales repetidas originan tensiones musculares "crónicas", moldeando, cincelando nuestra estructura corporal en un sentido bien definido.

En pocas palabras, cargamos a cuestas nuestra propia historia personal. Algo parecido a lo que ocurría en *El Hombre Ilustrado*, el famoso libro de Ray Bradbury, cuyo protagonista tenía todo el cuerpo tatuado y cada uno de sus tatuajes estaba vivo y contaba una historia.

Así somos nosotros, cada músculo contracturado, y en particular toda nuestra "armadura" de tensiones, forma una verdadera "coraza caracterológica", el sistema defensivo que aprendimos a crear para enfrentar a nuestro medioambiente esculpido con el cincel de nuestras vivencias personales.

Allí se encuentran nuestros mandatos, represiones, dolores, cicatrices, cada experiencia de vida hecha carne en nuestras posturas, actitudes y gestos.

Entonces, en la caracterología bioenergética desarrollada por el Dr. Alexander Lowen, vemos que hay características corporales que nos muestran rasgos y actitudes personales emergiendo del cuerpo mismo de una persona.

Estas diversas estructuras de carácter se clasifican en Bioenergética en cinco tipos fundamentales. Cada uno de ellos tiene un patrón especial de defensa, de contracción, que se ve en los niveles musculares pero que son el reflejo de los niveles psicológicos y emocionales internos.

Es necesario aclarar que no estamos clasificando a personas, sino a las actitudes defensivas y contractivas más marcadas.

También es muy obvio que ninguna persona representa un "tipo puro", sino que cada uno de nosotros está conformado por una matriz compleja de vivencias y tensiones. Sin embargo, casi siempre sobresalen ciertos rasgos que terminan estructurando a los demás, sobre todo porque suelen quedar establecidos en nuestra niñez y luego se arraigan como patrones de conducta que perduran en nuestra vida adulta.

Los elementos básicos que conforman este estudio están dados por la pulsación de vitalidad y las defensas que hemos construido para bloquearlas, para evitar así que se expresen en función de la adaptación a nuestro ambiente para poder sobrevivir.

No hay dos individuos que tengan estos parámetros iguales, por lo tanto las experiencias de vida y las corazas caracterológicas son casi ilimitadas.

Sin embargo, podemos encontrar ciertos patrones en común y es eso lo que nos servirá para clarificar esta clasificación.

Las denominaciones están tomadas y adaptadas de la psiquiatría, pero recordemos que se usan meramente para describir la reacción defensiva básica y no a la persona en su totalidad. En pocas palabras, decir que alguien posee una respuesta bioenergética "psicópata" no significa afirmar que dicha persona es psicópata, nos estamos refiriendo exclusivamente a su respuesta frente a la realidad.

Los cinco tipos caracterológicos son: esquizoide, oral, psicópata, masoquista, y rígido.

A continuación iremos analizando con detenimiento cada uno de ellos.

Estructura del carácter esquizoide

La palabra "esquizoide" deriva de esquizofrenia.
Sus tendencias básicas son:

1. Dividir el funcionamiento unificado de su personalidad, disociando el pensamiento del sentimiento, o desarrollando una diferencia marcada entre lo que piensa y cómo se comporta.
2. Tienen tendencia a recluirse en su interior para aislarse, perdiendo contacto con la realidad exterior.

El esquizoide no es esquizofrénico y quizás nunca llegue a serlo, pero estas tendencias básicas están presentes en su personalidad como forma de defensa contra el medio ambiente.

En esta tipología, el sentido del yo se encuentra disminuido, el ego es muy vulnerable y el contacto con el cuerpo y los sentimientos está notablemente reducido.

Condición Bioenergética

La energía vital abandona las estructuras periféricas del cuerpo, es decir todo aquello que le permite hacer contacto con el mundo exterior: la cara, las manos, los genitales y los pies. Estas zonas están aisladas del centro de pulsación bioenergética, por lo tanto no llega en la magnitud y potencia que debiera. Suelen encontrarse tensiones musculares crónicas en la base de la cabeza, los hombros, la pelvis y las articulaciones de la cadera. De tal manera que estas regiones quedan disociadas de los sentimientos y vitalidad que brotan del corazón de la persona. Esta carga bioenergética se acumula en la zona central, en consecuencia es débil la formación de impulsos y motivaciones. Sin embargo, esta acumulación es explosiva, ya que es similar a una olla a presión que llega a su límite luego de un tiempo. En ese punto puede producirse una descarga agresiva, violenta e irracional, bastante incontrolable para la persona. Esto ocurre porque las "defensas" contractivas no resisten y el cúmulo bioenergético inunda todo el organismo de una forma imposible de controlar. La personalidad se rompe y en algunos casos esto puede llegar hasta el crimen.

La defensa, tal como comentamos anteriormente, está estructurada por las tensiones musculares crónicas que sostienen a la personalidad esquizoide, evitando que las zonas periféricas se colmen de sentimiento y energía vital.

También, suele haber una marcada división energética en la cintura que produce la escisión de la parte superior y la inferior.

Aspectos físicos

En la mayoría de los casos el cuerpo es estrecho y contraído. Cuando hay matices paranoides el cuerpo se presenta más robusto y atlético.

Las principales áreas de tensión se encuentran en la base de la cabeza, en las articulaciones de los hombros, en las de las piernas y la pelvis, y muy marcadas alrededor del diafragma, que es la que produce la división del cuerpo que habíamos establecido.

Los desequilibrios bioenergéticos se concentran en los músculos pequeños de las articulaciones, produciendo en esta tipología una falta de flexibilidad o una hiperlaxitud muy marcada.

El rostro es como una máscara. Los ojos carecen de vitalidad y evitan establecer contacto. Los brazos cuelgan como lastres más que como extensiones naturales del cuerpo. Los pies se contraen y enfrían, el peso corporal recae en la parte externa de los mismos.

Se puede ver una división muy clara entre las dos mitades del cuerpo, que parecen pertenecer a personas distintas.

Correlaciones psicológicas

Hay un sentido de falta de integración en el yo, por la carencia de identificación con el cuerpo físico. La persona no está unida ni integrada.

La disociación, representada en el cuerpo por la desconexión bioenergética entre la cabeza y el cuerpo, emerge en la personalidad a través de actitudes opuestas e incoherentes. De esta manera, a una actitud de soberbia la acompaña otra de humildad, a una de autosuficiencia otra de pedido de ayuda.

El carácter esquizoide es hipersensible debido a la debilidad del ego, representada por la carencia de energía vital periférica. Frente a las presiones externas el individuo se retira a su interior en defensa propia.

Además, tienden a evitar relaciones íntimas y abiertas, ya que les resulta muy difícil establecerlas por la falta de energía periférica.

La actitud meramente voluntarista para motivar sus acciones, les da un aspecto de insinceridad o falta de genuinidad. Actúan como si estuvieran motivados por el sentimiento, pero en realidad sus acciones no lo expresan.

Factores históricos

Es interesante presentar los datos de la historia personal sobre el origen de esta particular estructura. Las siguientes observaciones se basan en numerosos estudios sobre individuos esquizoides.

En todos los casos hay pruebas contundentes que marcan que el esquizoide fue rechazado en los primeros años de vida por sus padres, particularmente por la madre, que en muchos casos se manifiesta con actitudes hostiles directas o veladas.

Este rechazo fue experimentado como algo peligroso para la existencia misma. Esto genera en el esquizoide el temor de alcanzar algo, de exigir o hacer valer sus derechos, porque tiene interiorizado que esto podría redundar en su propia ruina. La falta de seguridad, comprensión y alegría compartida en la niñez, son sus rasgos característicos.

Como reacción a todo lo anterior, el niño no tuvo más remedio que disociarse de la realidad, creando un mundo interno de fantasía e imaginación; y también de su cuerpo para "sobrevivir" a su ambiente.

Siendo sus emociones predominantes el temor y la furia, se rodeó de fuertes murallas emocionales para defenderse.

Estructura del carácter oral

En una estructura de carácter oral predominan los rasgos infantiles, lo cual genera un débil sentido de independencia, la necesidad de estar apegado a los demás, una muy baja agresividad y una necesidad interior de contención, atención y cuidados.

Se manifiesta un fuerte grado de fijación en el nivel de la infancia. En muchas personas todo lo anterior se encuentra disimulado por actitudes externas que intentan compensar conscientemente estas falencias. Algunas de estas personalidades muestran una independencia exagerada hacia los demás, que en muchos casos no pueden sostener cuando se sienten sometidas a presión.

La experiencia central del carácter oral es la privación del afecto necesario en las primeras etapas de su vida, así como la experiencia correspondiente a la estructura esquizoide es el rechazo.

Condición bioenergética

Desde el punto de vista de la energía suelen tener un nivel muy bajo.

La energía vital no está congelada en el centro (como es el caso del esquizoide) circula hacia el exterior del cuerpo pero de una manera muy débil. Todos los puntos de contacto con el medio ambiente están muy poco energizados. La mirada es débil, con tendencia a los problemas oculares y suele ser reducido su grado de sexualidad.

Características físicas

El cuerpo suele ser largo y flaco, correspondiente al tipo ectomórfico de la clasificación del doctor Sheldon. Se diferencia del cuerpo esquizoide en que no está tan tenso y desalineado.

La musculatura suele estar poco desarrollada, pero no tiene el mismo nivel de tensiones que el esquizoide. Esto se advierte mucho más en los brazos y en las piernas. Estas últimas flacas y largas son muy comunes en esta estructura. Se observan frecuentemente signos físicos de inmadurez. La pelvis suele ser más pequeña que en las personas promedio. El vello suele ser escaso. En muchas mujeres el proceso de desarrollo se retrasa y su cuerpo muestra una apariencia infantil.

La respiración es superficial, y es la explicación de su bajo nivel de energía.

Correlaciones psicológicas

La estructura oral tiene dificultad en mantenerse sobre sus propios pies, tanto literal como metafóricamente. Necesita apoyarse o pegarse a las demás personas. Pero, en muchos casos esta actitud suele estar disimulada y cubierta bajo una fachada exagerada de independencia. La necesidad de apegarse se refleja en su clara incapacidad de estar solo. Poseen una necesidad exagerada de contacto con los demás, de su contención y apoyo.

Suelen tener una sensación interior de vacío y buscan, entonces, a alguien que pueda cubrirla. Este vacío refleja la represión de sentimientos que suelen estar vinculados al llanto profundo.

Como consecuencia de su bajo nivel de energía son proclives a estados ciclotímicos de depresión y exaltación emocional. La tendencia depresiva es muy característica de la estructura oral.

Otro se sus rasgos es la creencia interior de que los demás le deben algo, esto deriva fundamentalmente de su experiencia temprana de privación de contacto y afecto, que se expresa en esta idea de que el mundo tiene que darle lo que necesita.

Factores históricos

La privación de afecto y contacto en los años infantiles puede originarse en la pérdida concreta de una madre cariñosa –por muerte o enfermedad–, o a su ausencia por la necesidad de trabajar. La madre depresiva no ayuda al desarrollo emocional del niño.

Son muy comunes los estados depresivos y de angustia en los últimos años de la infancia y los primeros de la adolescencia.

Estructura del carácter psicopático

La esencia de esta estructura es la negación de los sentimientos y las emociones. Esta actitud es diferente a la del esquizoide que se disocia de su vida emocional. En la personalidad psicopática el ego invade al cuerpo y aplasta todos los sentimientos. La función natural del ego es apoyar al cuerpo para tener una vida productiva y crecimiento interior; no invadirlo en beneficio de su imagen. En todos los caracteres psicopáticos existe una enorme inversión de energía en su propia imagen personal. La otra tendencia marcada de esta personalidad es la necesidad de alcanzar y acumular poder, de dominar y controlar.

Este tipo de estructura es muy compleja, ya que existen dos maneras de obtener ese poder sobre los demás. Una consiste en imponerse por la fuerza, en este caso si la otra persona no lo enfrenta se termina convirtiendo en una víctima suya. La segunda forma es a través de la seducción, que es muy eficiente cuando se trata de personas muy abiertas que terminan cayendo bajo el poder del psicópata.

Condición bioenergética

Se busca alcanzar el poder a través de la imposición, observándose un marcado desplazamiento de la energía hacia la parte superior del cuerpo, con una reducción simétrica de carga energética en la parte inferior. Existe una desproporción muy clara entre ambas mitades. Su cabeza suele estar sobrecargada de energía, lo que indica un uso excesivo de la mente, que se traduce en un análisis constante de cómo tomar el control sobre las situaciones y la personas. En sus ojos siempre está presente la desconfianza.

Características físicas

Da la impresión de "estar ampliado" en su mitad superior y esto corresponde exactamente a la amplificación de su ego. La mitad inferior del cuerpo suele ser más estrecha.

En el caso de la mujer existe una actitud desafiante y agresiva, casi siempre sacando el pecho y la cadera al caminar o al estar de pie. El cuerpo del segundo tipo de estructura psicopática, o sea, el seductor, es más simétrico, en este caso la pelvis está sobrecargada de energía para mostrar un actitud sexual agresiva pero desconectada de su centro.

Correlaciones psicológicas

Una estructura psicopática necesita tener cerca a alguien a quien controlar y dominar, pero, paradójicamente, aunque lo logre, a su vez es dependiente de él. Para utilizar una metáfora, es como el dueño de un perro que necesita mostrar constantemente el dominio sobre su mascota, pero si le sacaran su objeto de dominación se sentiría absolutamente perdido. La necesidad de dominar está relacionada con el terror de ser dominado. Ser controlado, para esta estructura significa ser usado. El impulso de triunfar y de controlar es tan intenso que no puede admitir ni la más mínima derrota ni fracaso. En su visión, un fracaso lo coloca en posición de víctima vulnerable.

La sexualidad entra en juego sólo como un elemento más de poder. El placer sexual es, para el psicópata, secundario, ya que lo más importante es la conquista. La maniobra defensiva del psicópata es hacer que los demás lo necesiten a él, para no tener que expresar la propia necesidad que tiene de los demás.

Factores históricos

El factor más importante en esta estructura suele ser la condición de que el padre o la madre se mostraron más como seductores que como fuente de protección y de afecto. Es decir, crearon un vínculo para que el niño sea un elemento más en la satisfacción de sus egos.

En estos casos el niño para sobrevivir pudo elegir entre dos opciones. Una de ellas fue la confrontación de egos, un choque de espacios de poder. La otra opción fue seguir el juego de sus padres, seduciéndolos para obtener lo que necesitaba.

Estructura del carácter masoquista

Suele asociarse al masoquismo con el deseo de sufrir, pero no es esto lo que ocurre en un individuo de esta estructura de carácter. La personalidad masoquista, desde el punto de vista bioenergético, es la del individuo que sufre y se queja pero que sigue igual. Esta sumisión es la tendencia masoquista predominante.

Si el masoquista demuestra una actitud conformista en su proceder exterior, es todo lo contrario por dentro. En su nivel emocional más interno muestra fuertes tendencias al rencor, la negatividad, hostilidad y superioridad.

Sin embargo, estos sentimientos están bloqueados por temor a que el sujeto explote de manera incontrolada y para eso suele utilizar un patrón muscular de contención. Sus músculos fuertes y masivos frenan cualquier manifestación interna y sólo permiten dar salida a los lamentos y las quejas.

Condición bioenergética

La estructura masoquista está plenamente cargada de energía pero muy contenida. A causa de esta intensa contención la acción expresiva queda refrenada.

Esta actitud contractiva es tan intensa que produce cierto colapso en el cuerpo, sobre todo a nivel de la cintura, llevando al cuerpo a inclinarse bajo el peso de sus tensiones.

Características físicas

El cuerpo se caracteriza por ser bajo, recio y muscular, generalmente es espeso el vello del cuerpo. Suelen tener cuello corto y la cintura también es proporcionalmente corta y ancha. Otra característica es una pelvis grande que lleva los glúteos hacia adentro, esta postura recuerda la del perro con la cola entre las patas.

Correlaciones psicológicas

La fuerte contención hace que se reduzca notablemente su agresividad y que se limite su búsqueda de reconocimiento y afirmación. En lugar de esto la persona se queja y lamenta. El estancamiento de la carga energética provoca la sensación de "estar empantanado" sin poder moverse libremente. A nivel consciente se identifica con la intención de caer bien, pero inconscientemente predomina el rencor, el negativismo y la hostilidad. Estas emociones reprimidas deben liberarse para que el masoquista pueda reaccionar libremente frente a la vida.

Factores históricos

La estructura masoquista suele desarrollarse en las familias en que el afecto se combina con presiones y mandatos rigurosos. La madre suele ser sobreprotectora y dominante, y el padre pasivo y sumiso.

La madre sobreprotectora sofoca al niño, lo anula y lo hace sentir culpable de cualquier intento de libertad personal o exteriorización de una actitud negativa.

En general todos los intentos de resistencia, inclusive las explosiones temperamentales fueron reprimidas.

En todos los casos de esta estructura ocurrieron manifestaciones de ira cuando eran niños, siendo siempre obligados a ceder. Una experiencia común de la infancia es la sensación de estar encarcelados, con una única reacción posible de defensa: el rencor que termina en la derrota y el desplome del ego. El niño no encuentra la salida a ese laberinto. El masoquista tiene miedo interior a cualquier situación no planificada.

Estructura del carácter rígido

El concepto de rigidez se fundamenta en la tendencia de estos individuos a mantenerse erguidos y tensos con orgullo. Estas características serían positivas si no fuesen defensivas, porque ese orgullo es en defensa propia y la rigidez, inflexible.

Este tipo de carácter tiene terror a ceder, a fluir, a dejarse llevar. La rigidez se convierte así en una defensa contra el mundo.

El carácter rígido está siempre en guardia con miedo de que se aprovechen de él. Esto se traduce en reprimir cualquier intención de abrirse. El ego muestra un alto grado de control sobre toda la personalidad. Es lamentable que el énfasis en anclarse a la realidad se use como defensa contra la entrega al placer, siendo éste el conflicto básico de la estructura.

Condición bioenergética

En esta estructura hay una carga de energía intensa en todos los puntos de contacto con el medio, lo que favorece la capacidad de analizar la realidad antes de entrar en acción.

Las tensiones de los músculos largos del cuerpo se combinan para producir una rigidez característica. Por supuesto, hay distintos rasgos de ésta.

Características físicas

El tipo rígido tiene un cuerpo proporcionado que se muestra bastante conectado y así lo siente la persona. Cuando la rigidez es grave, hay una reducción importante de la expresión de la vitalidad en el cuerpo, disminuyendo la coordinación y la gracia de los movimientos.

Correlaciones psicológicas

Los individuos pertenecientes a esta estructura suelen tener importantes ambiciones y son muy competitivos. Consideran la pasividad y la tranquilidad como vulnerabilidades. El carácter rígido suele ser obstinado y su tozudez deriva del orgullo. Teme que al soltar el control pueda parecer descolocado y poco confiable, por lo cual se refrena de manera constante.

La rigidez de este carácter es de acero, por lo general, se mueve con eficiencia en el mundo cotidiano.

Factores históricos

La característica principal es el rechazo a la búsqueda del propio placer en función de amoldarse a su medio ambiente y a los demás. Debido al fuerte desarrollo de su ego, el carácter rígido no abandona nunca esta idea.

Es una persona que procede con el corazón pero controlándose y dominándose constantemente. El carácter rígido se mueve siempre en guardia para lograr sus fines. La importancia de su orgullo deriva de que está vinculado a un sentimiento de amor no correspondido, a un rechazo inicial.

También es un insulto a su orgullo el no ser aceptado su amor o afecto.

Las estructuras de carácter y el cambio personal

Tal como hemos visto, estas estructuras de carácter surgen de las experiencias, del contacto con nuestros padres y el medio ambiente, lo que deja huellas psicológicas y emocionales que se traducen, posteriormente, en el formato de nuestro cuerpo físico. Estas matrices representan los mecanismos básicos de defensa que hemos desarrollado para enfrentarnos a la realidad. Son como el cauce de un río. Podemos modificarlo, pero en cuanto nos descuidamos el río vuelve a su curso natural.

Es decir, debemos aprovechar el conocimiento de nuestra estructura para superar sus falencias, pero es importante saber que en cuanto prendamos el "piloto automático" caeremos nuevamente en estos mecanismos básicos.

Otra manera de aprovechar estos conocimientos es darnos cuenta de las estructuras de las personas con las cuales compartimos nuestra vida. Esto nos permitirá adaptar nuestra comunicación a los mecanismos básicos de sus personalidades para establecer un mejor vínculo.

Para entender mejor estas reacciones básicas vamos a dar un ejemplo. Imaginemos cómo reacciona cada una de estas estructuras frente a una desilusión personal:

- El esquizoide se refugia en su mundo interior y no le da importancia al hecho. Tal como ya lo expresamos, para él su fantasía e imaginación es más real e importante que lo exterior.

- Una estructura oral reacciona con angustia, llanto y estado depresivo.

- El psicópata lo toma como un desafío personal, intentando dominar, someter o destruir a la persona o personas que lo desilusionaron.

- Una personalidad masoquista reacciona con una enorme carga crítica y de rencor, aunque a diferencia del psicópata no tomará acciones directas, sino que quedará concentrado en su enojo interior y, a la sumo, expresará de todas las maneras posibles sus críticas.

- Por último el carácter rígido guarda sus emociones reales y pone en funcionamiento todos los mecanismos formales y "políticamente correctos" para enfrentar el desafío.

Para finalizar es importante recordar, como aclaramos al comienzo del capítulo, que no estamos describiendo aquí personalidades con patologías psiquiátricas sino patrones defensivos de respuesta a los desafíos que nos presenta la vida.

Series bioenergéticas

Ejercicios bioenergéticos para la vida cotidiana

En este capítulo expondremos una serie de ejercicios bioenergéticos que se pueden aplicar en la vida cotidiana para diferentes problemáticas como el estrés, el enojo, los estados psicológicos negativos y, también, para aumentar la vitalidad con una secuencia de prácticas que no nos llevarán más de media hora diaria.

Para tener el máximo provecho de estas series hemos combinado los mejores conocimientos de Occidente y Oriente con posturas del Yoga de la India, Tibetano y Tántrico, como así también el Chi Kung y ejercicios de Eutonía. Además, no vamos a dejar de lado el aporte de diferentes escuelas bioenergéticas como la de Theda Basso, que combina movimientos de danza y percusión.

La primera serie que describiremos está diseñada para eliminar los estados negativos de angustia y melancolía. En esta práctica describiremos dos variantes diferentes para que el lector tenga la opción de elegir y pueda ir variando los ejercicios.

La segunda rutina está dedicada a erradicar los sentimientos de enojo o ira que tengamos con nosotros mismos, o con alguna persona o situación en particular.

El tercer ejercicio nos ayudará a vencer los estados de miedo que nos paralizan.

La última rutina nos llenará de vitalidad y energía.

Es recomendable realizar las series todos los días para ver sus efectos positivos en nuestra salud y emociones.

Es muy importante reservar un tiempo diario para dedicarnos a la práctica.

Serie para el estrés

Ejercicio 1

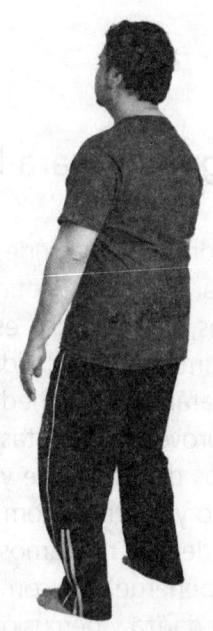

Pasos:
- Comenzamos de pie con las piernas separadas naturalmente a la distancia de los hombros y las rodillas, ligeramente flexionados.

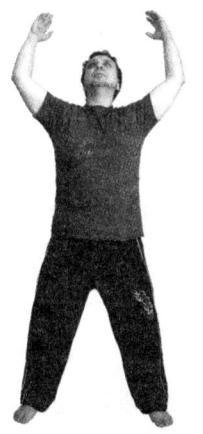
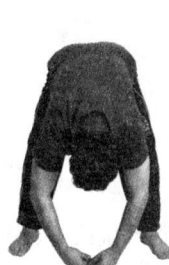

- Nos ubicamos en la posición para el soplo Ha. En la inhalación levantamos los brazos y nos arqueamos hacia atrás. Al exhalar lo hacemos en forma vigorosa y en voz alta repitiendo el sonido "Ha". Lo hacemos de 5 a 7 veces.

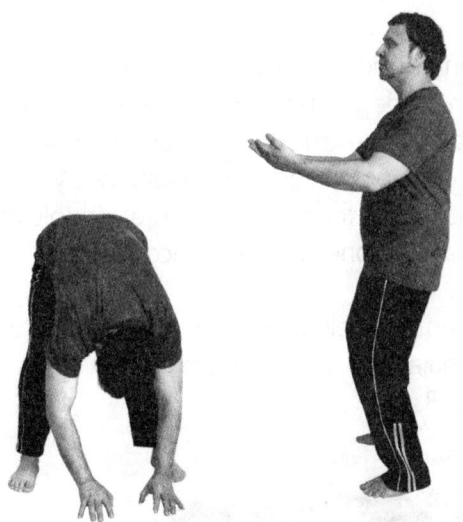

- Del soplo Ha nos quedamos hacia abajo con las rodillas ligeramente flexionadas y apoyando suavemente las manos en el piso comenzamos a hacer "El elefantito", dibujando círculos de un lado hacia el otro, relajando completamente la cadera, la cintura y la zona lumbar.

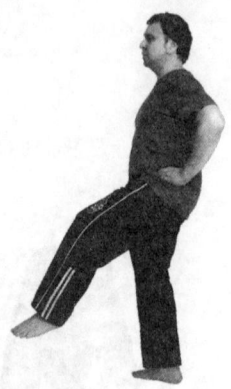

- De pie realizamos el ejercicio bioenergético del "balanceo", que ya hemos explicado con detalle en el Capítulo 1.

- Del balanceo comenzamos a realizar "sacudidas con el pie". Llevando todo el peso de nuestro cuerpo a una pierna comenzamos a sacudir un pie y luego vamos alternando una y otro las veces que se desea.

- Nos sentamos en la colchoneta y comenzamos a realizar automasajes en las plantas de los pies, donde se encuentran reflejados todos los órganos de nuestro cuerpo. Mantenemos el masaje de 3 a 5 minutos en cada pie, luego nos recostamos y comenzamos a masajear con una pelota todo el cuerpo, prestándole atención a las zonas donde haya tensiones durante cinco minutos.

- Dejamos lentamente los elementos del automasaje de lado y comenzamos a trabajar con la "respiración removedora", ya explicada en el Capítulo 3.

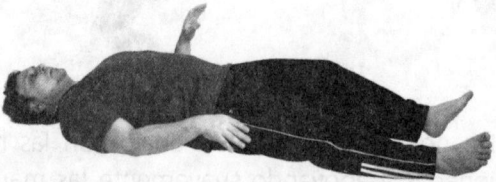

- Por último, nos quedamos recostados respirando en forma suave, tranquila y profunda, relajando el cuerpo y la mente.

Ejercicio 2

Pasos:

- Comenzamos la serie sentados en una colchoneta trabajando con la "respiración energizante".

- Ubicamos los brazos hacia delante y en la retención los llevamos flexionados hacia el pecho, repitiendo de 3 a 5 veces el movimiento. En la exhalación nos relajamos para volver a empezar.

- Seguimos la serie con otra respiración, la variante del "soplo ha frontal". Al inhalar, ubicamos los brazos con los puños cerrados a la altura del pecho. Al exhalar, abrimos los brazos repitiendo en voz alta un "ha" profundo y vigorizante. Repetimos de 5 a 6 veces.

- Luego nos recostamos en la colchoneta con las rodillas ligeramente flexionadas para realizar la "respiración pélvica". Al inhalar, arqueamos la columna, al exhalar, soltamos lentamente. Llevamos nuestra atención todo el tiempo a la zona abdominal. Realizamos la práctica cinco veces.

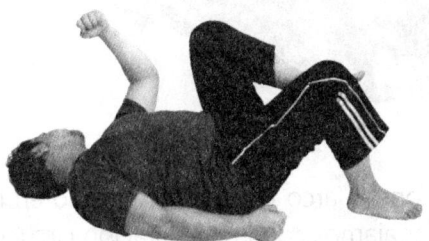

- A continuación seguimos con las piernas flexionadas para realizar "El berrinche", ya explicado en la página 25.

- Luego relajamos todo el cuerpo. Ubicamos las piernas extendidas, llevando los brazos extendidos atrás de la cabeza. Comenzamos a estirarnos imaginando que nos están tirando de las muñecas y los tobillos, sintiendo cómo se estira todo nuestro cuerpo.

- Del estiramiento pasamos a la técnica del "rodillo". Con las piernas y los brazos extendidos comenzamos a girar el cuerpo hacia un lado y el otro. Repetimos 4 veces de un lado y el otro.

- Terminamos relajando todo el cuerpo, tomando conciencia de la respiración y nos dejamos fluir a las sensaciones.

Serie para la angustia

Ejercicio 1

- Comenzamos acostados boca arriba, trabajando con la "respiración pélvica".

- Luego realizamos un automasaje con pelotitas en toda la espalda tomando contacto con las sensaciones.

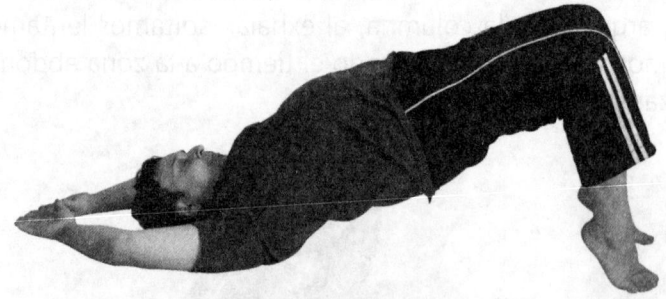

- Continuamos con el "arco inverso", explicado en la página 31. En esta postura trabajamos con la "respiración circular".

- Mantenemos la posición de 5 a 20 minutos para eliminar el estado de angustia.

- Finalizamos con una relajación dejándonos fluir con las sensaciones que aparezcan.

Ejercicio 2

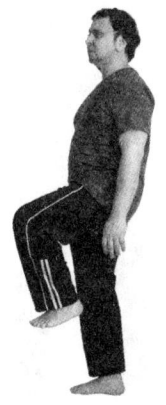 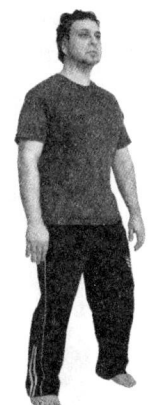

- Comenzamos de pie trabajando con la "danza india", explicada en la página 13.

- Seguimos con el ejercicio de "flexión de rodillas" detallado en la página 58.

- Continuamos con "El Arco" con la variante de pie. Ubicamos las piernas naturalmente a la altura de los hombros y llevamos las manos a la zona dorsal. Nos arqueamos hacia atrás, manteniendo una respiración suave, tranquila y profunda. Mantenemos de 2 a 3 respiraciones y volvemos a la posición de inicio. Repetimos el ejercicio de 3 a 5 veces.

- Nos paramos correctamente con la columna alineada, las rodillas ligeramente flexionadas, sintiendo el contacto con el piso, imaginando las raíces que nos sostienen con la tierra madre. Nuestra mirada descansa en el horizonte. Mantenemos la posición unos 3 minutos.

- En la posición de pie realizamos la "Apertura de pecho". Ubicamos las manos en el pecho con los brazos flexionados. Al inhalar llevamos los brazos hacia atrás, abriendo el pecho, al exhalar volvemos a la posición de inicio. Repetimos de 5 a 6 veces.

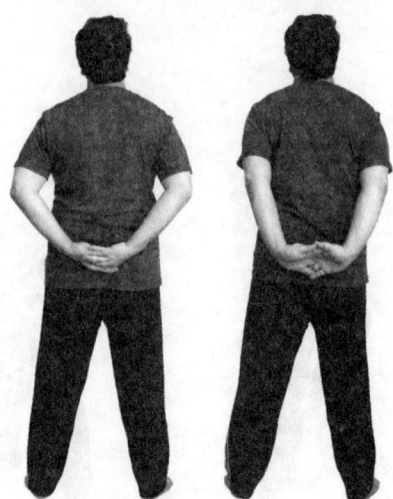

- Para finalizar la serie vamos a realizar una danza libre de movimientos con todo nuestro cuerpo junto con la realización de percusión

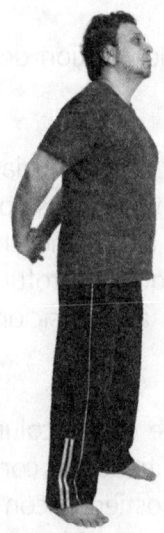

con un elemento (por ejemplo, una pandereta), nuestros pies o pequeñas palmadas rítmicas con las manos. Mantenemos la danza de 5 a 10 minutos.

Serie para el enojo

Pasos:

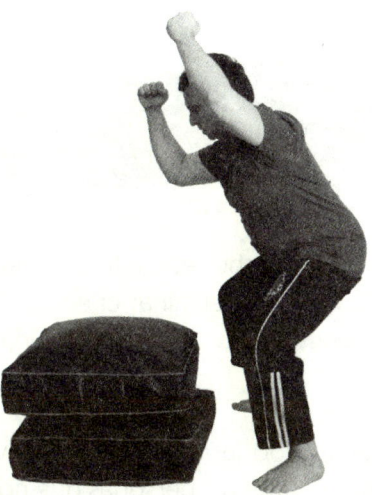

- Comenzamos a golpear un almohadón en el suelo, imaginando que descargamos toda nuestra ira en él. Continuamos de 5 a 10 minutos, hasta quedar exhaustos y sentir que hemos sacado el enojo de nuestro cuerpo.

- De pie comenzamos con el "soplo ha lateral". Nos ubicamos con las piernas separadas naturalmente a la altura de los hombros. Llevamos los brazos hacia un costado. Inhalamos profundo y al exhalar llevamos el cuerpo y los brazos hacia el otro costado, repitiendo un sonido vigoroso "ha". Repetimos tres veces de un lado y del otro. En este ejercicio es muy recomendable imaginar cómo se quita de nuestro campo energético la situación o persona con la que estamos enojados.

- Luego nos ubicamos en la posición de jinete y comenzamos el ejercicio de "lanzar puños". Ubicamos las manos por encima de la cadera y al exhalar lanzamos puños. Vamos alternando un lado y otro.

- Nos sentamos en la colchoneta y realizamos la respiración del enojo.

- Cerramos las manos y juntamos los puños. Al retener presionamos ambos puños, al exhalar nos relajamos completamente.

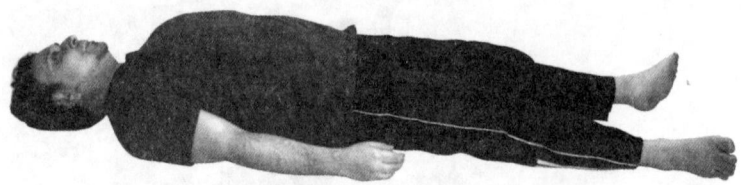

- Nos recostamos en la colchoneta y finalizamos la serie con otra respiración que nos ayuda a eliminar el enojo o la ira. Esta técnica fue creada por el doctor Win Wenger y es una variante de la respiración removedora.

- Comenzamos practicando la respiración removedora. Enfocamos nuestra mente en el contexto y personas que nos producen la reacción emocional de ira. Permitimos que la emoción aflore en nuestro cuerpo. Al inhalar, visualizamos que la corriente de energía se incrementa en nuestro cuerpo y va barriendo las sensaciones corporales negativas. Al exhalar, visualizamos que exhalamos fuego, imaginando que se está quemando toda la carga emocional negativa. Realizamos la técnica hasta quitarle toda la carga emocional negativa que tenemos sobre la situación o personas.

PALABRAS FINALES

Las grandes transformaciones comienzan con pequeños cambios. Los resultados de la aplicación de la Bioenergética pueden ser sorprendentes, pero requieren una práctica diaria para poder liberar todo el potencial de nuestra energía vital dormida.

Las técnicas desarrolladas en este libro permiten una enorme variedad de transformaciones en todos los sentidos. Solo de usted, su perseverancia, su intención, depende alcanzar y mantener el éxito en su vida.

Esperamos que esta aventura que hemos recorrido juntos en cada capítulo sea un comienzo para una vida plena y feliz.

Saludos de alma a alma.
Alberto y Marisa